デ
スーチャリング

Principles of
Dental Suturing

歯科縫合術の基礎：手術創閉鎖の完全ガイド

LEE H. SILVERSTEIN, DDS, MS

解説執筆者
Gordon J. Christensen, DDS, MSD, PhD
David A. Garber, DMD
Roland M. Meffert, DDS
Carlos R. Quiñones, DMD

訳
上村　恭弘

クインテッセンス出版株式会社 2001
Tokyo, Berlin, Chicago, London, Paris, Barcelona, São Paulo, Moscow, Prague, and Warsaw

Principles of Dental Suturing : The Complete Guide to Surgical Closure
Edited by Allison Loperfido, Montage Media Corporation.
Illustrated by Craig Bowman , Montage Media Corporation.

Copyright © 1999 by Montage Media Corporation.
All rights reserved.
No part of this publication may be reproduced,
stored in a retrieval system, or transmitted
in any form of by any means, electronic, mechanical,
photocopying, recording, of otherwise,
without the prior permission of the publisher.

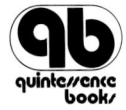

デンタル スーチャリング
－歯科縫合術の基礎：手術創閉鎖の完全ガイド－

2001年2月28日発行　第1版第1刷
2003年10月15日発行　第1版第6刷

著　者　　　　　リー　シルバースタイン
　　　　　　　Lee H. Silverstein, DDS, MS

解説執筆者　　　ゴードン　クリステンセン
　　　　　　　Gordon J. Christensen, DDS, MSD, PhD
　　　　　　　デビッド　ガーバー
　　　　　　　David A. Garber, DMD
　　　　　　　ローランド　メファート
　　　　　　　Roland M. Meffert, DDS
　　　　　　　カルロス　キノネス
　　　　　　　Carlos R. Quiñones, DMD

訳　者　　　　　カミムラ　ヤスヒロ
　　　　　　　上村　恭弘

発　行　人　　　佐々木一高

発　行　所　　　クインテッセンス出版株式会社
　　　　　　　〒113-0033　東京都文京区本郷3-2-6
　　　　　　　クイントハウスビル　TEL 03-5842-2270

印刷・製本　　　サン美術印刷株式会社

Ⓒ2001　クインテッセンス出版株式会社　　禁無断転載・複写
Printed in Japan　　　　　　　　　落丁・乱丁本はお取り替えします。

ISBN4-87417-679-8　C3047

謝　　辞

　Case Western Reserve Universityの歯学部歯周病学科ならびにDr.Nabil Bissadaの名をあげて、歯周病学という変化極まりない分野に挑戦し、臨床に携わる勇気を与えてくれたことに感謝したい。名誉教授のDr. Jerry J. Garnick、ならびに口腔生物学、顎顔面病理学科の科長Dr. George Schusterの指導と助言、さらに変わらぬ友情に心から感謝する。

　さらにMedical College of Georgia歯学部の献身的な教授陣、特に友人であり同僚でもあるDr. David Kurtzmanには本書の計画段階から大変お世話になった。事務管理をしてくれたCarey Faulds、そしてKennestone Periodonticsの献身的なスタッフには私の診療活動を通じて変わらぬ支援を惜しまなかったことに感謝する。

　"デンタル　スーチャリング"（Principles of Dental Suturing）はMontage Media Corporationの副社長Scott Clements及びその有能な社員の指導、熱意、忍耐がなかったら実現しなかった。また、彼らの努力により本書が、教育の現場で将来必ずや外科縫合術の標準テキストとなるであろう。

　最後に本書を私の両親、BarbaraとLennyにささげ、その愛情、犠牲、支援さらに常に最良を目指す努力の意義を教えてくれたことに感謝したい。

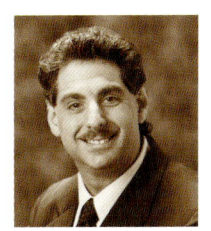

Lee H. Silverstein, DDS, MS

Georgia州AugustaのMedical College of Georgia、歯周病学科のAssociate Clinical Professor。歯周病学ならびに歯科インプラントについて国内外で講演。著者。Georgia州AtlantaのKennestone Periodontics., PCとして歯周病とインプラント専門で開業。

まえがき

　歯学の発達にともない、さまざまな適応についての標準的なプロトコールが専門分野の境界を超えて確立されてきた。現在では歯周外科、顎顔面外科、インプラント外科が一般の臨床医によって施行されることが多く、具体的な臨床の手技を明示する必要にせまられた。さらに歯学部の学生にたいして歯科縫合の包括的な教材が必要となった。

　40年以上にわたってpredoctoralならびにpostodoctoralの教育に携わってきたものとして、本書を歓迎したい。段落ごとに丁寧に解説された指導書で、新人の歯科医師のみならず経験豊かな一般臨床医にとって永らく待ち望まれていたものである。Lee H. Silverstein DDS. MS.による"デンタル　スチャーリング：手術創閉鎖の完全ガイド"（Principles of Dental Suturing : The Complete Guide to Surgical Closure）は歯科領域における縫合の手技、必要とされる器具、及び一般に使用されている縫合の材料について貴重な情報を提供するものである。縫合針と縫合糸の選択から効果的な縫合の手技までを網羅し、縫合の標準的なプロトコールを解説した文献としては最も包括的な資料である。

具体的には確実な縫合手技に使用される器具について解説し、縫合糸そのものや縫合針の選択について述べ、さらに臨床の現場、すなわち組織あるいは骨再生術やインプラントの埋入手術で必要とされる個々の材料の長所、短所に言及している。なかでも重要な点は歯科の縫合で使用される手技を特定、解説し、それぞれの外科術式にたいする最も有効な縫合の手技を述べていることである。

　学生、ならびに一般臨床医にとってこのマニュアルは歯科縫合術の真髄を解説したものとして待望の書である。従来歯科の実用書のなかでは縫合についての解説書が欠けていたが、本書において適応と禁忌が明確に解説され、現行の縫合法が網羅されている。カラーによる解剖学的な図解が随所に加えられているので内容がわかりやすい。このマニュアルは臨床医の歯科修復の可能性を広げるものであり、また学生にとっては縫合の手技や材料についての入門書となるものである。さらに本書は縫合針、縫合糸縫合の手技及び創面閉鎖のプロトコールの最新情報をまとめたものである。

Dr. Roland M. Meffert, Clinical Professor
Department of Periodontics
University of Texas Health Science Center, San Antonio, Texas

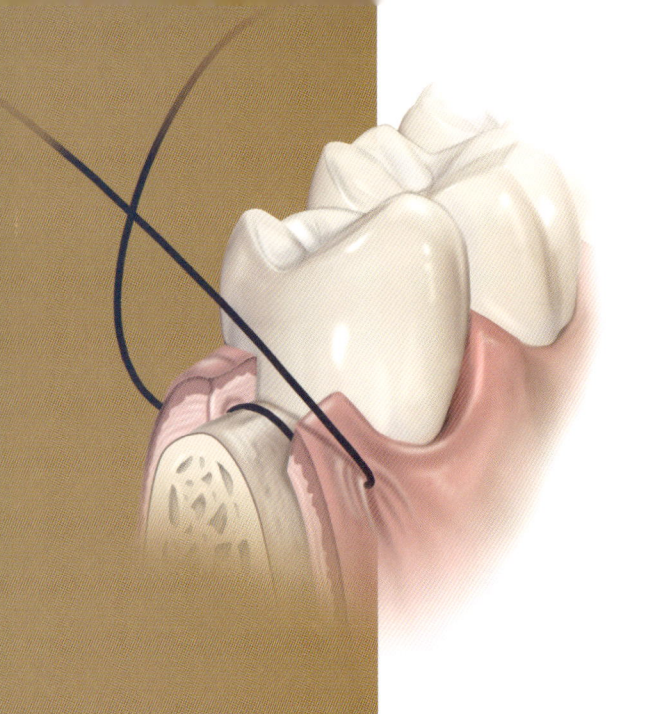

目　　次

第1章　縫合の手技　　8

歯科領域における縫合の第一の目的はフラップを所定の位置に固定し、望ましい治癒の促進を図ることである。第1章では縫合針と主要な外科結び及び縫合の手技について概説する。

第2章　縫合糸の材料　　12

非吸収性の縫合糸には自然の弾力性があり、強固な結紮が期待される。吸収性の縫合糸は術後の炎症が少ない。第2章では非吸収性と吸収性の縫合糸を比較し、それぞれの特性と適用について解説する。

第3章　縫合針　　18

縫合針は3つの部分からなり、press fitの末端（スエージ加工）、本体、針尖で構成されている。第3章では縫合針の構成を説明し、各種の縫合針の使用について解説する。

第4章　縫合に使用する器具　　24

縫合にあたってはさまざまな器具が使用される。組織をつまみあげるプライヤーや鉗子、持針器、止血鉗子、外科用ハサミなどである。第4章ではこれらの器具について説明し、使用目的を述べる。

第5章　縫合の術式　　34

適正な位置に縫合することは予後の回復にとって極めて重要で、さまざまな手段が駆使される。第5章では歯科領域で使用されている縫合の手技を順に詳しく説明する。

第6章　外科結びのテクニック　　70

外科結びには1400種類以上もあるが、歯科ならびにインプラントの領域では口腔の組織を近接するためにごく一部が使用されている。第6章では通常の外科結びについての配慮とその手技について述べる。

第7章　抜糸　　76

手術創に十分な引っ張り強度が認められれば抜糸をしてもよい。第7章では安全な抜糸の手技を解説する。

1　縫合の手技

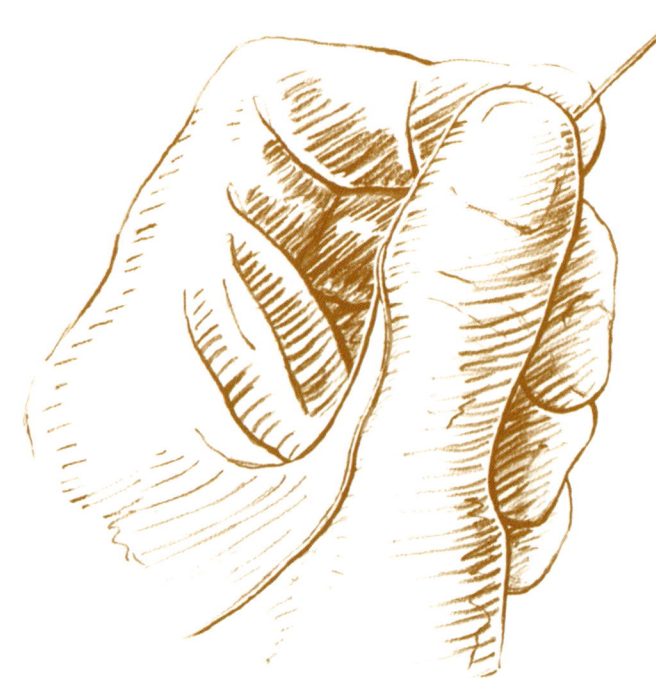

　"縫合糸"とは血管を結紮する（しばる）、あるいは組織を近接する（縫う）ために用いられる糸状の材料という意味である。紀元前2000年にすでに縫合について言及されており、紐や動物の腱が使用されていた。その後、数世紀にわたってさまざまな材料が外科の領域で使用されていた。絹糸、亜麻糸、綿糸、馬の毛、動物の腱や腸、さらには貴金属由来のワイヤーなどが使用され、なかには現在も臨床で使用されているものもある。

　縫合材料の進歩によって特定の手術のための縫合糸が提供されるようになった。このような技術革新によって、かつては困難であった手術創の閉鎖がたやすくなり、さらに術後の感染が低下した。

　縫合材料が進歩し、高度な術式が適用されるようになったが、現在でも創の閉鎖はローマ時代の医師が皇帝に対して行った手技と大差がない。組織に縫合針を通して縫合糸を引っ張るところは全く同じである。

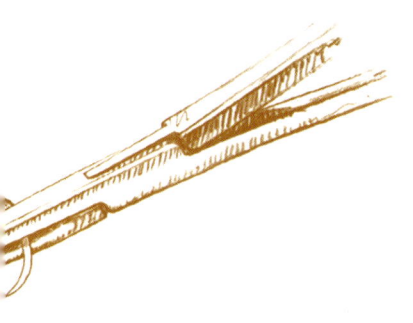

歯科領域における縫合の第一の目的は所定の位置にフラップを固定し、順調な治癒を図ることである。したがって患者の不快症状をなくしたり、止血、創面の回復、さらに過剰な骨破壊を予防するためには、フラップを正確な位置で縫い合わせなければならない。フラップが正しく縫合されていないと止血が不十分となり、フラップと骨面との間に血液や血清がたまり、骨とフラップが結合せず治癒が遅れる原因となる。その結果一次治癒が期待されず、二次的な治癒の経過をたどることになる。
縫合がきちんとできていないとフラップが歯冠に、はい上がってくることがある。さらに歯槽骨が露出し、壊死や疼痛、重度の骨喪失につながり、治癒が遅れる原因となる。
本書では精細な縫合針の形状や縫合操作における縫合針の役割について、随時解説するが、次のページの表は主要な縫合材料の特性をまとめたものである。

縫合材料一覧

縫合法	適用分野	引っ張り強度	使用する縫合針
断続縫合	歯周外科 インプラント外科 口腔外科	低度から中等度	3/8逆角針 テーパー 1/2、5/8逆角針 テーパー
8の字縫合	歯周外科 インプラント外科 抜歯部位	低度から中等度	3/8逆角針 テーパー
懸垂縫合	歯周外科 インプラント外科 口腔外科	中等度	3/8逆角針 テーパー
水平マットレス縫合	インプラント外科 口腔外科	高度	3/8逆角針 テーパー
垂直マットレス縫合	歯周外科 インプラント外科 口腔外科	中等度	3/8、1/2逆角針 テーパー
垂直懸垂マットレス縫合	歯周外科 インプラント外科 口腔外科 特にGTR,GBRを伴う場合	高度	3/8逆角針 テーパー
連続的な個別の懸垂縫合	歯周外科 インプラント外科	高度	3/8逆角針 テーパー

＊上顎大臼歯の頬側前庭部あるいは歯周歯槽粘膜形成術（軟組織の移植など）の一部の術式でのみ使用される。

縫合糸の太さ	縫合糸の材料	結紮法	使用される部位/状況
4-0	クローム・ガット 絹、PTFE	引き結び	歯間部の縫合
4-0	ポリエステル"カラー"ブレード ポリプロピレン モノフィラメント ナイロン	外科結び	
5-0	クローム・ガット ガット	引き結び*	緊張のかからないフラップ
5-0	ポリエステル"カラー"ブレード ポリプロピレン ナイロン	外科結び*	
4-0	クローム・ガット ガット 絹、PTFE	引き結び	主として下顎臼歯部の舌側
4-0	クローム・ガット 絹、PTFE	引き結び	片側のフラップ
4-0	ポリエステル"カラー"ブレード ポリプロピレン モノフィラメント ナイロン	外科結び	
3-0 3-0	ポリグリコール酸（PGA） 絹	外科結び 引き結び	下顎前歯部、臼歯部で筋肉で引っ張られるところ
4-0	クローム・ガット 絹	引き結び	筋肉の引っ張りに抵抗し、骨や歯、インプラントにフラップを密着させる。歯冠/歯根側にフラップを移動する場合にも使用
3-0 3-0	PGA 絹	外科結び 引き結び	
3-0 4-0	PGA 絹	外科結び 引き結び	筋肉の引っ張りに抵抗し、骨、組織再生バリアーに密着し同時にフラップの辺縁が接合する
3-0	PGA	外科結び	下顎前歯/臼歯の欠損部に使用。筋肉の引っ張りに抵抗する
4-0/3-0	絹	引き結び	インプラントと骨増生術に使用。過形成/繊維化した顎堤を削除して義歯の安定を図る場合にも使用

縫合の手技

② 縫合糸の材料

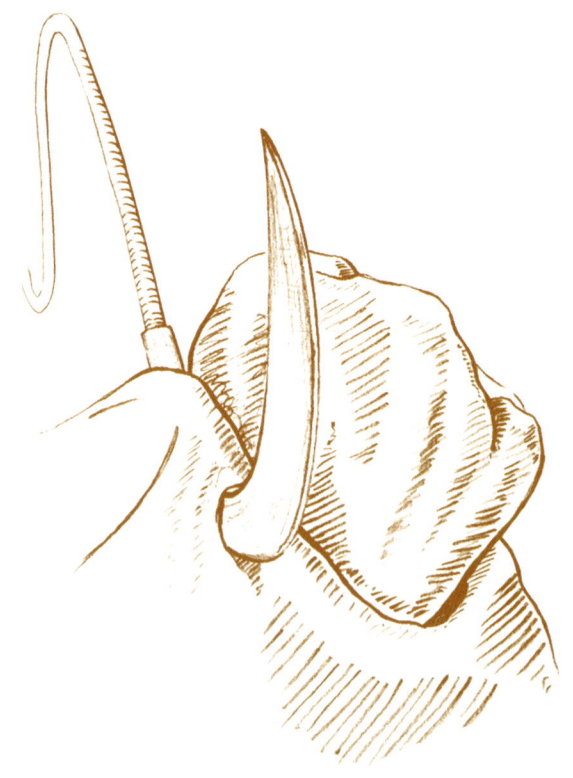

縫合糸の材料には非吸収性と吸収性の2種類がある。

■ 非吸収性縫合糸
1．絹

　これは絹のフィラメントをより合わせたり、ブレード状に編んだりして（三つ編み）1本の糸にしたものである〔図2.1〕。ブレード状の縫合糸は扱いやすく、広く使用されている。絹糸の特徴は結紮操作がたやすいことで、自然の弾力性を備えているので結紮が安定する。

　しかし絹糸は非吸収性の縫合糸なので"灯心作用"（Wick effect）が起こることがあり、細菌や体液が縫合糸にそって手術創に運ばれる危険がある。
黒色絹糸はよく見え、なおかつ引き結びで結紮できるので、かつては歯周外科とインプラント外科で最も一般に使用された縫合糸であった。

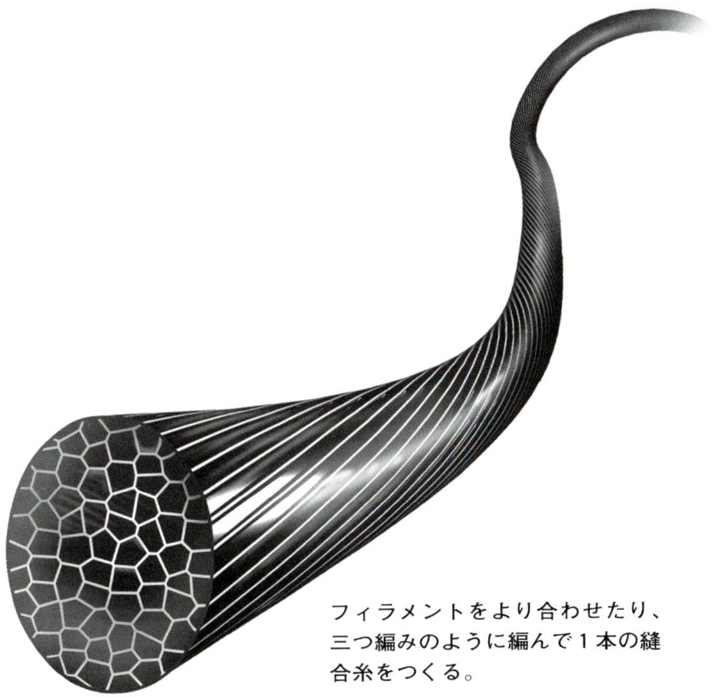

フィラメントをより合わせたり、三つ編みのように編んで1本の縫合糸をつくる。

図2.1　フィラメントをより合わせた縫合糸

2．ポリエステル

　ポリエステルには2種類の縫合糸がある。モノフィラメント（90％ナイロンが使用されている）とポリテトラフルオロエチレン（PTFE）の縫合糸である。ポリエステルの繊維を三つ編みのようにより合わせたもので、表面が滑剤で均一にコーティングされているので組織の中を通しやすく、また結紮もしやすくなっている。さらにポリエチレンの繊維とポリブチル酸のコーティング剤は、ともに生物学的に安定な材料である。しかしナイロンやポリエチレンの縫合糸は非吸収性で、また滑沢な材料なので結紮がほどけることがある。

■ 吸収性の縫合糸

　吸収性の縫合糸が歯周外科やインプラント外科で次第に使用されるようになった。術後の炎症が少ないこと、抜糸のために特に来院しなくてもよいことが主な理由である。現在では吸収性の縫合糸には天然素材と合成素材の2種類がある。

1．天然素材の縫合糸

　天然素材の縫合糸は体内で酵素によって分解される。ガット縫合糸はコラーゲンを精製、加工したもので、1) プレーン・ガットと2) クローム・ガットの2種類がある。主な利点は吸収性であること、抜糸のために来院しなくてもよいので術後の診療時間が節約され、また患者の不安も少ないことである。外科用のガット縫合糸の引っ張り強度は低度から中等度である。この縫合糸の問題は患者への適応に注意しなければならないことである。すなわち、心窩部の逆流性過食症の既往、シェーグレン病、食道炎、さらに唾液腺に放射線治療を受けている患者にはガット縫合糸を使用してはならない。口腔内のpHが低下しているので、予定よりも縫合糸が分解する危険があるからである。

1) プレーン・ガット

　プレーン・ガットの縫合糸は引っ張り強度が弱く、唾液に触れると24時間で強度の50%が失われる。特に抜糸する必要がなく、口腔内では3〜5日で吸収される。

2) クローム・ガット

　クローム・ガットの縫合糸は、生体の酵素に抵抗するためにクローム塩水溶液で処理することで、吸収されるまでの期間を7〜10日間へと延ばすことができる。この縫合糸の最大の利点は吸収までの時間が長いことである（7〜10日）。さらに特に抜糸する必要がないので術後の診療時間が節約され、患者の不安感も少ない。クローム・ガットの縫合糸は5日後で強度の40〜50%が保たれている。

2．合成素材の吸収性縫合糸

　合成素材の吸収性縫合糸は疎水性で、主として加水分解によって分解される（水の分子による分断）。PGA（ポリグリコール酸）の縫合糸は乳酸とグリコイドのポリマーを原料とするが、これらはいずれも代謝過程の一環として生体内に自然に存在する。ポリマーも疎水性であるためフィラメントへの水分の侵入が緩慢で、吸収速度が遅くなる。PGA縫合糸の特長はその吸収性であり、口腔内では21〜28日を要する。さらにPGAは安定な材料なので組織の反応が軽度である。また引っ張り強度が高いので、筋肉が引っ張っている部位の縫合に最も適した材料である。

　Poliglecaprone 25も合成素材の吸収性縫合糸で、口腔内の吸収速度は90日である。引っ張り強度が極めて高いが、非常に硬い縫合糸である。正しい外科結びをしたあと、3.0mmの糸の断端が縫合の部位によっては、患者の頰粘膜や舌にあたって不快症状をもたらすことがある。

■ 縫合糸のサイズ

　縫合糸のサイズとは表面材料の直径のことで、1-0から10-0までのサイズがある。10-0が最も細い縫合糸で、引っ張り強度も最小である。歯科領域で一般に使用される縫合糸は4-0である。5-0の縫合糸は特に繊細なmucogingival surgery（歯肉歯槽粘膜形成術）に使用されるものである。

　外科領域においては、手術創を修復する組織を保持できる最小のサイズの縫合糸を使用するのが原則である。組織の中に縫合糸を通して閉鎖する場合に、外傷を少なくするための配慮である。細い糸ほど引っ張り強度が低い。縫合糸の引っ張り強度は、その糸が保持している組織の引っ張り強度を越えてはならない。しかし縫合糸が通過している健康な組織の引っ張り強度と同等でなければならない。

吸収性、非吸収性縫合糸

縫合糸	外科用ガット	外科用ガット	ポリグリコール酸（PGA）
種類	プレーン	クローム	ブレード モノフィラメント
色調	黄褐色 青色に染色	茶色 青色に染色	紫色 無染色（自然色）
原材料	健康なウシ、ヒツジ由来のコラーゲン	健康なウシ、ヒツジ由来のコラーゲン	ラクチドとグリコイドのコポリマー
引っ張り強度（in vivo）	引っ張り強度の低下は個々の症例の特性によって異なる	引っ張り強度の低下は個々の症例の特性によって異なる	2週間後で約65％残存 3週間後で約40％残存
吸収速度	タンパク分解酵素の食作用で3〜5日で吸収	タンパク分解酵素の食作用で7〜10日で吸収	緩慢な加水分解で吸収、56〜70日で完全に分解
組織の反応	中等度	中等度	軽度
適用	ほとんど緊張のない組織を接合	歯周外科その他のインプラント外科でほとんど緊張のない組織の接合	筋肉の引っ張りに抵抗する （水平マットレス縫合）
禁忌	吸収性、大きな術野の縫合で力がかかる部位には使用しない コラーゲンやクロームに過敏症やアレルギーの患者には使用しない	吸収性、大きな術野の縫合で力がかかる部位には使用しない コラーゲンやクロームに過敏症やアレルギーの患者には使用しない	吸収性、大きな術野の縫合で力がかかる部位には使用しない

Poliglecarpron25	絹	モノフィラメント ナイロン	ポリエステル "カラー" ブレード
モノフィラメント	ブレード	モノフィラメント	ブレード
無染色（自然色）	黒色 白色	無染色（透明） 黒色	緑色 白色
グリコイドとepsiloncaprolactoneのコポリマー	fibroin（有機タンパク）	長鎖の脂肪族ポリマー	polybutilateでコーティングされたpolyester polyethylene terephthalate
1週間後で約50〜60％残存；2週間で約20〜30％残存；3週間で消滅	繊維の劣化とともに次第に低下する。	加水分解とともに次第に低下する	in vivoでは著変なし
加水分解で吸収；91〜119日で完全吸収	繊維性の結合組織で次第に包み込まれる	繊維性の結合組織で次第に包み込まれる	繊維性の結合組織で次第に包みこまれる
少ない	急性炎症性反応	軽度の急性炎症反応	軽度の急性炎症反応
長期に渡って緊張のない組織の縫合	歯周外科 インプラント外科 口腔外科	歯周外科 インプラント外科 口腔外科	歯周外科 軟組織移植
吸収性、大きな術野の縫合で力のかかる部位には使用しない	絹に過敏でアレルギーの患者には使用しない	恒久的に引っ張り強度が必要な場合は使用しない	報告なし

縫合糸の材料

3 縫合針

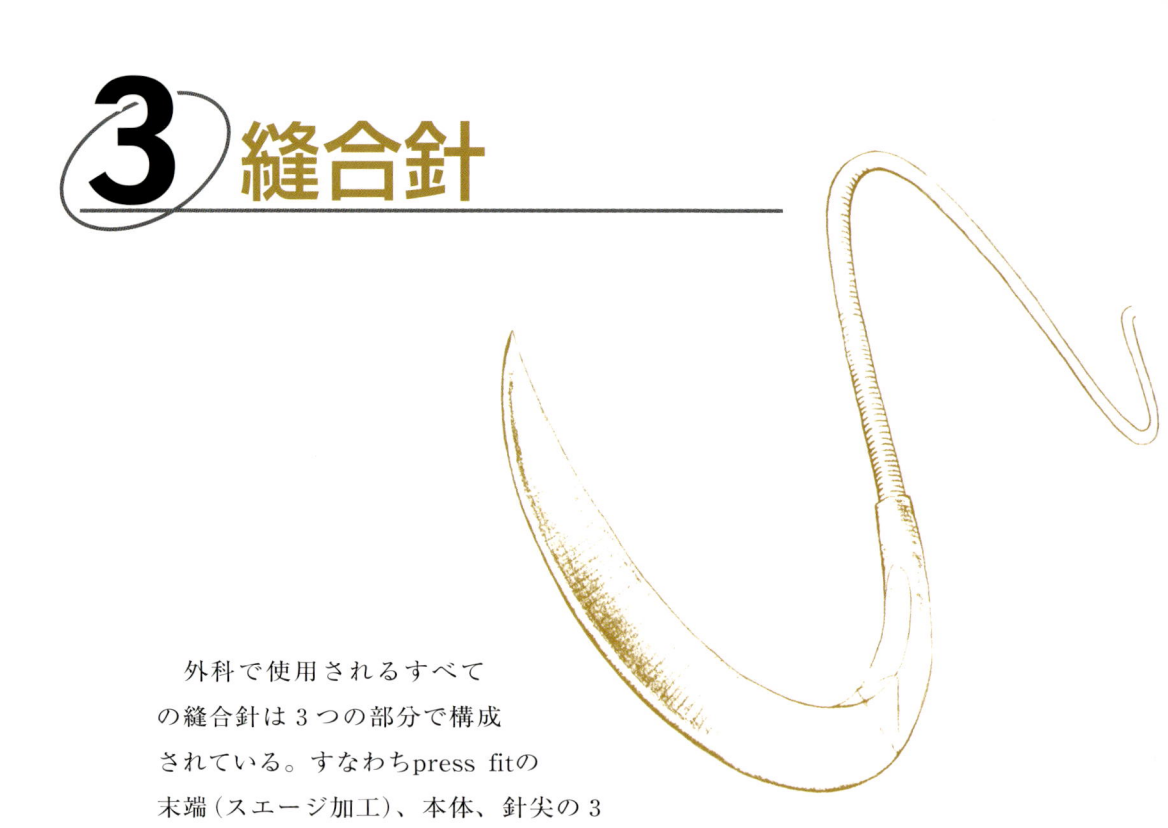

　外科で使用されるすべての縫合針は3つの部分で構成されている。すなわちpress fitの末端（スエージ加工）、本体、針尖の3つである。〔図3.1〕。現在のほとんどの縫合針には縫合糸が最初から装着されており、針穴に糸を通す必要がない。縫合糸がつながっている部分、あるいは糸がpress fitで固定されている部分はスエージ加工されており、組織内を糸が通過しやすく、また組織に対する外傷も少ない。縫合針を最も有効に使いこなすためには、各構成部分とそのサイズを理解する必要がある。

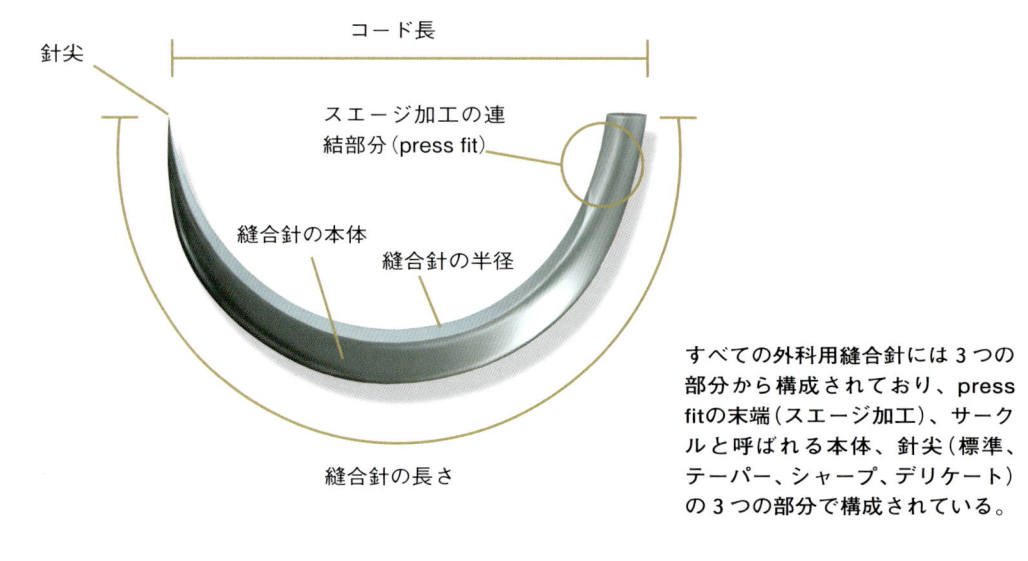

すべての外科用縫合針には3つの部分から構成されており、press fitの末端（スエージ加工）、サークルと呼ばれる本体、針尖（標準、テーパー、シャープ、デリケート）の3つの部分で構成されている。

図3.1　外科用縫合針の基本的な構成

縫合針のサイズはインチあるいはメートル単位で計測されるが、北米の医療業界ではインチ表示が標準である。歯科領域(口腔外科、歯周外科、インプラント外科)で一般に使用される縫合針は3／8サークルの縫合針である。1／2サークルはスペースに制約がある部分にのみ使用される(顔面、上顎大臼歯、軟組織の自家移植片の縫合など)。縫合針のサイズは以下の計測値で決定される。

コード長：湾曲している針の先端からスエージ加工の連結部までの直線距離の長さ

縫合針の長さ：針の先端から先端までの長さ。

半径：針の湾曲がそのまま延長されて円を描いた場合のサークルの中心から針の本体まで。

直径：針のワイヤのゲージあるいは厚さ。マイクロサージェリーでは細いゲージの非常に小さな縫合糸が必要である。一方、胸骨を貫通し腹壁に保持縫合をする場合は大きくて太い針が使用される。この細いものから太いものまでの間にはさまざまなサイズの縫合針がある。

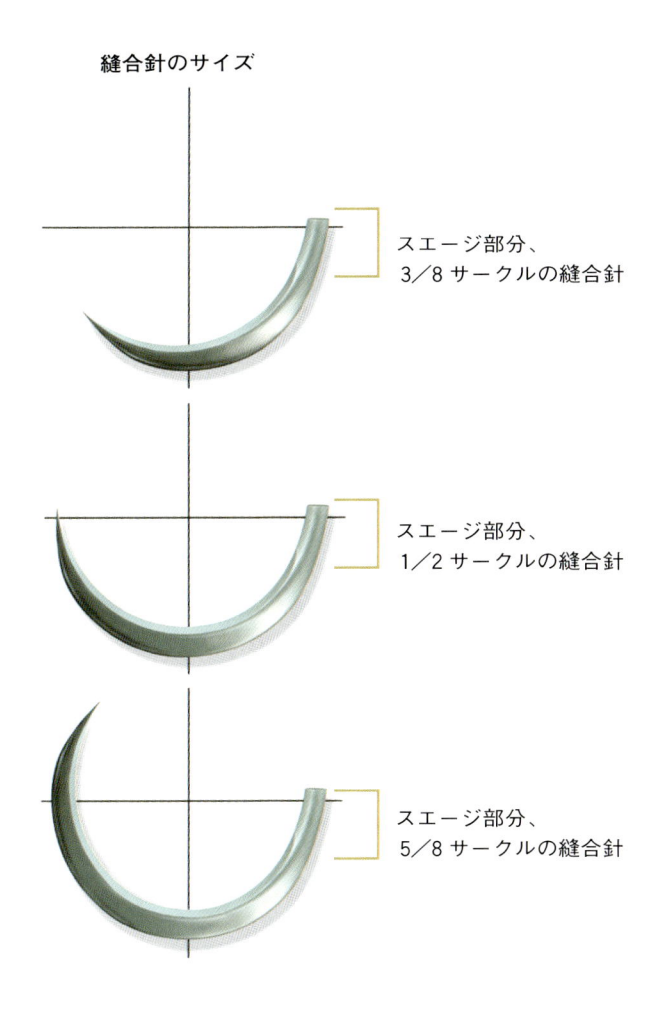

縫合針のサイズ

スエージ部分、3／8サークルの縫合針

スエージ部分、1／2サークルの縫合針

スエージ部分、5／8サークルの縫合針

■ 縫合針の種類

1. 逆角針（Reverse cutting suture needles）

　逆角針は歯周外科、顎顔面外科ならびにインプラント外科で最も一般に使用されている縫合針である〔図3.2〕。刃先が相対して2ヶ所あり、さらに針の外縁にそってもう1つ刃先があるので〔図3.3〕、"切り取られる"危険が少ない（縫合している組織が針を挿入したためにちぎれること）〔図3.4〕。逆角針は挿入が困難な硬い組織に使用される。

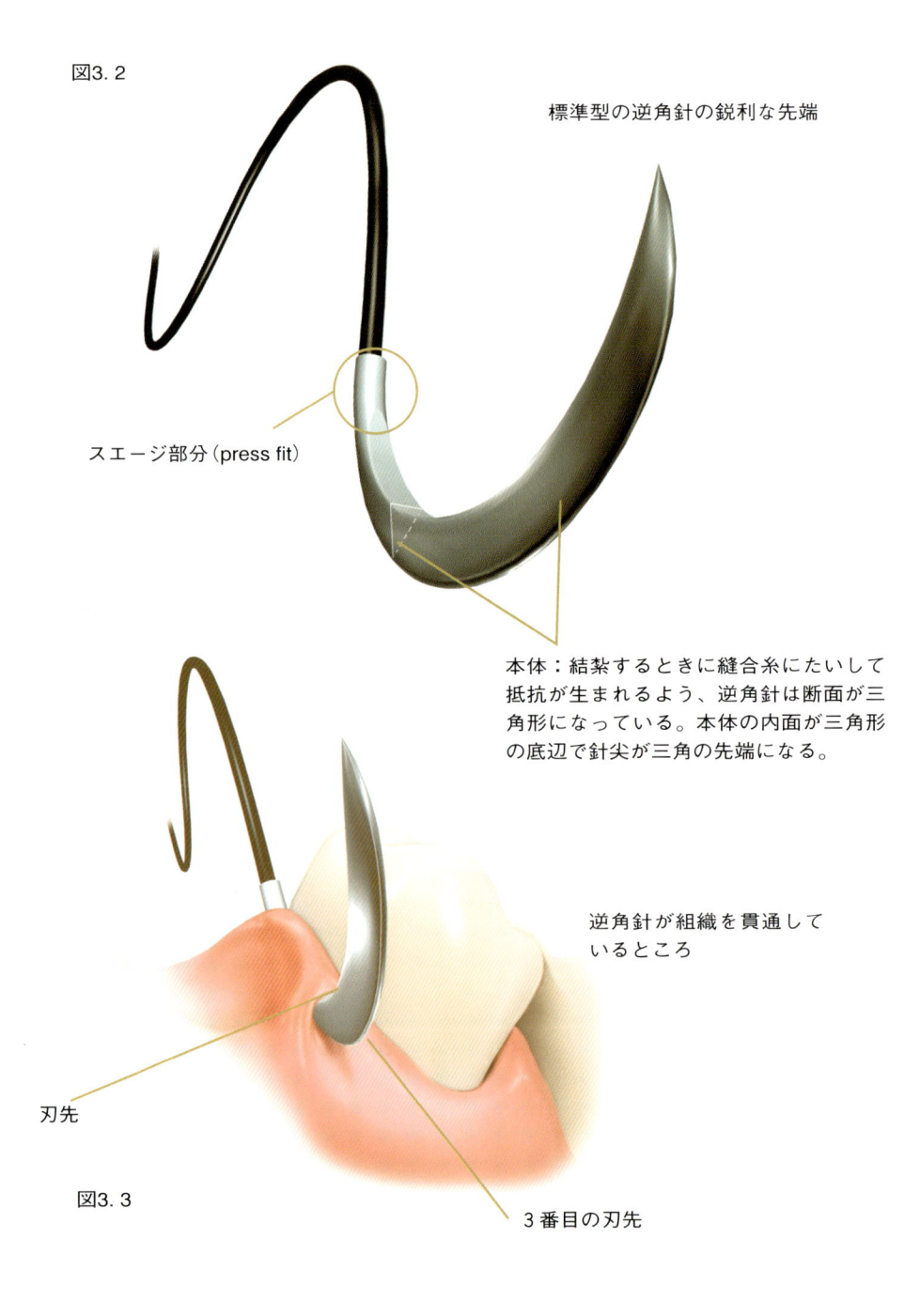

図3.2

標準型の逆角針の鋭利な先端

スエージ部分（press fit）

本体：結紮するときに縫合糸にたいして抵抗が生まれるよう、逆角針は断面が三角形になっている。本体の内面が三角形の底辺で針尖が三角の先端になる。

逆角針が組織を貫通しているところ

刃先

図3.3

3番目の刃先

図3.4

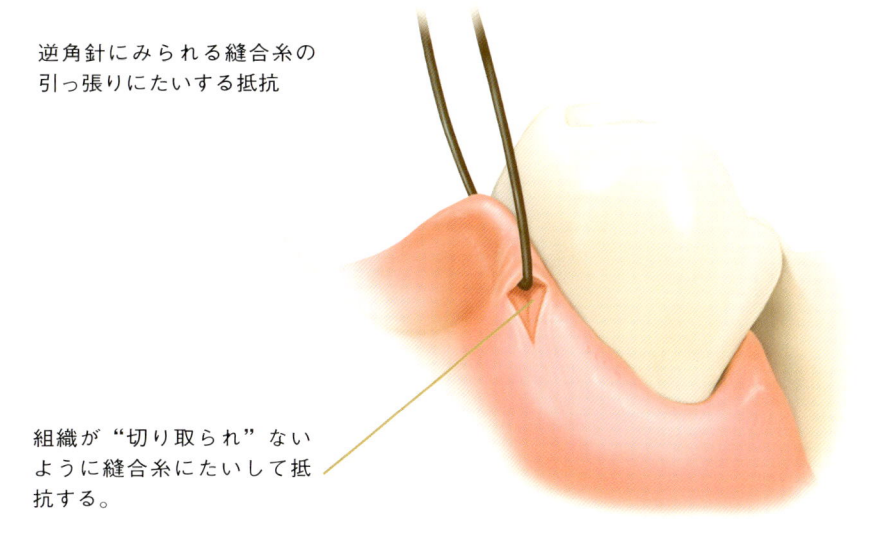

逆角針にみられる縫合糸の
引っ張りにたいする抵抗

組織が"切り取られ"ない
ように縫合糸にたいして抵
抗する。

2．通常の角針

相対する刃先が2ヶ所あり〔図3.5〕、さらに針の内側にもう1ヶ所刃先がある〔図3.6〕。先端の断面は三角形であるが、本体部分は四角になる。この種の角針は歯科あるいはインプラント外科では使用しない。本体の内側の刃先が、縫合しようとするフラップの先端を引きちぎる危険があり、特に術野が狭い場合は（口腔内など）困難である〔図3.7〕。

図3.5

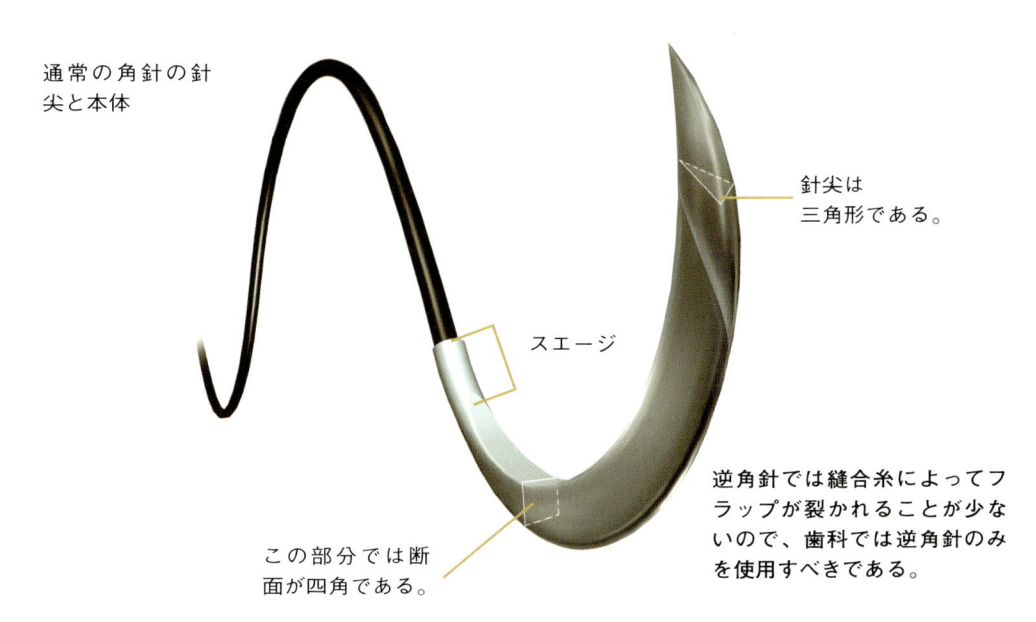

通常の角針の針
尖と本体

針尖は
三角形である。

スエージ

この部分では断
面が四角である。

逆角針では縫合糸によってフ
ラップが裂かれることが少な
いので、歯科では逆角針のみ
を使用すべきである。

縫合針

21

図3.6

通常の角針では針の内縁にそって第3の刃先がある。

通常の角針の第3の切縁

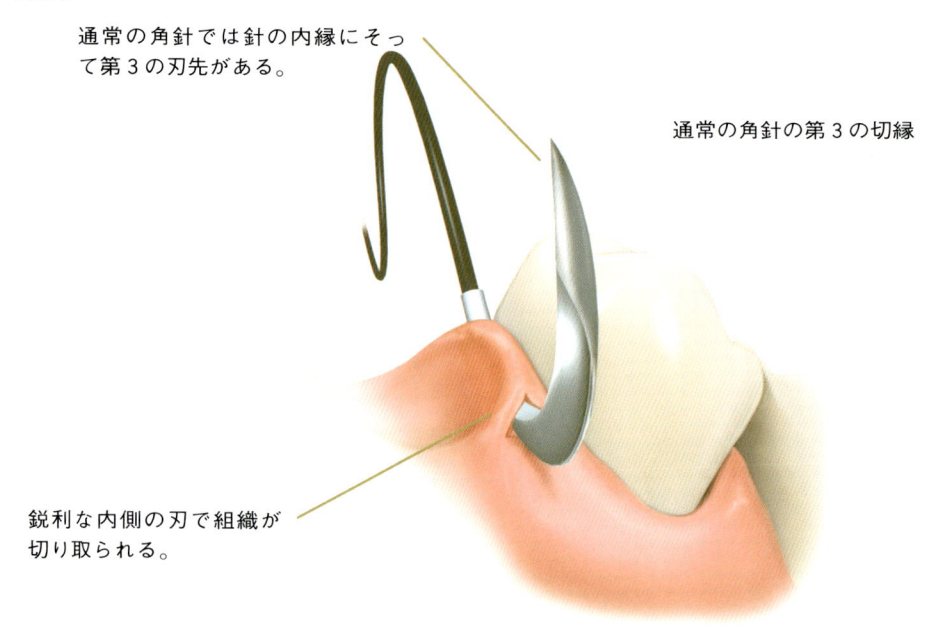

鋭利な内側の刃で組織が切り取られる。

図3.7

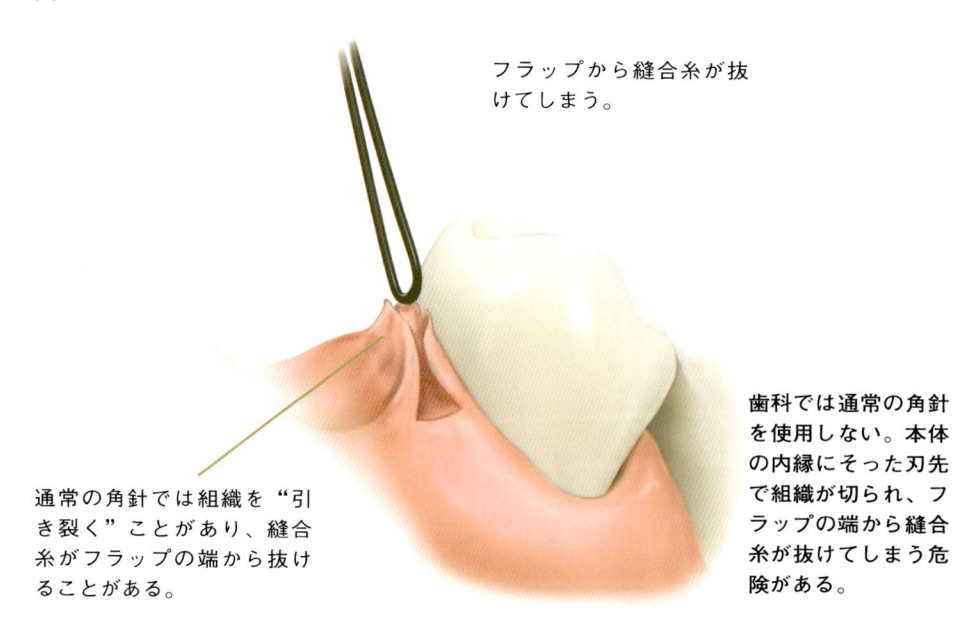

フラップから縫合糸が抜けてしまう。

通常の角針では組織を"引き裂く"ことがあり、縫合糸がフラップの端から抜けることがある。

歯科では通常の角針を使用しない。本体の内縁にそった刃先で組織が切られ、フラップの端から縫合糸が抜けてしまう危険がある。

3．テーパーカットの縫合針

テーパーカットの縫合針は硬い組織、あるいは繊細な組織の縫合に特に設計されたものである（軟組織移植片、筋膜など）〔図3.8〕。針の先端は鋭利な逆角針になっており、3辺の刃先で均一に組織を切りながら刺入する（図3.9、3.10）。

図3.8

テーパー型の縫合針の先端

テーパー：ほとんどの逆角針にみられる通常のテーパー型の針尖

テーパーカット：非常に鋭利な先端で、mucogingival surgery（歯肉歯槽粘膜形成術）での繊細な組織の縫合に適している（例：1／2や5／8サークルの逆角針）。

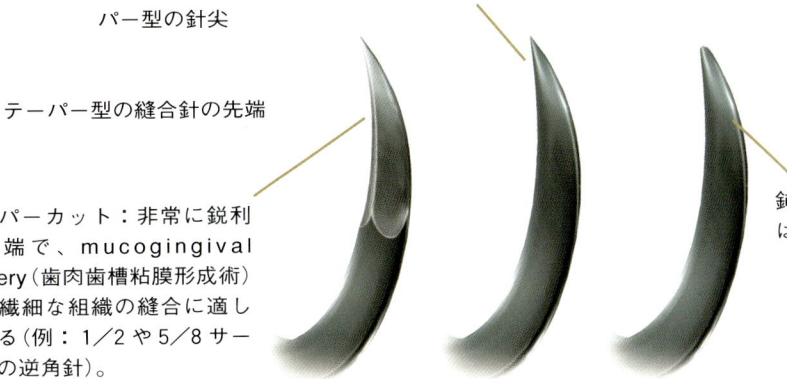

鈍な針尖：歯科では使用しない。

図3.9

テーパーカットの縫合針の本体と針尖

テーパーカットの縫合針は主としてmucogingival surgery（歯肉歯槽粘膜形成術）で使用され、テーパーがきつく、鋭利な先端で繊細な作業を行う。通常は1／2や5／8サークルの逆角針で、縫合糸のサイズは5-0ならびに6-0である。

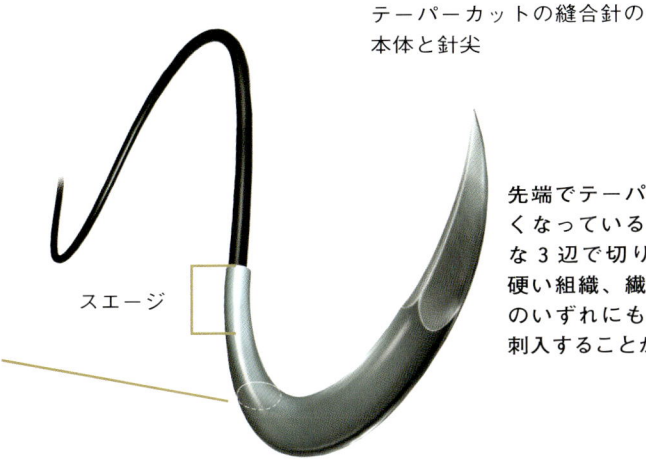

スエージ

先端でテーパーがきつくなっているが、鋭利な3辺で切りながら、硬い組織、繊細な組織のいずれにもたやすく刺入することができる。

図3.10

テーパーカットの縫合針の先端とテーパーしている本体

テーパーカットの縫合針；逆角針の先端は非常に鋭利で、繊細な組織にもたやすく刺入することができる。

テーパーカットの縫合針はmucogingival surgery（歯肉歯槽粘膜形成術）のために特に設計されたものである。Mucogingival surgery（歯肉歯槽粘膜形成術）は現在では歯周形成外科（periodontal plastic surgery）と呼ばれている。

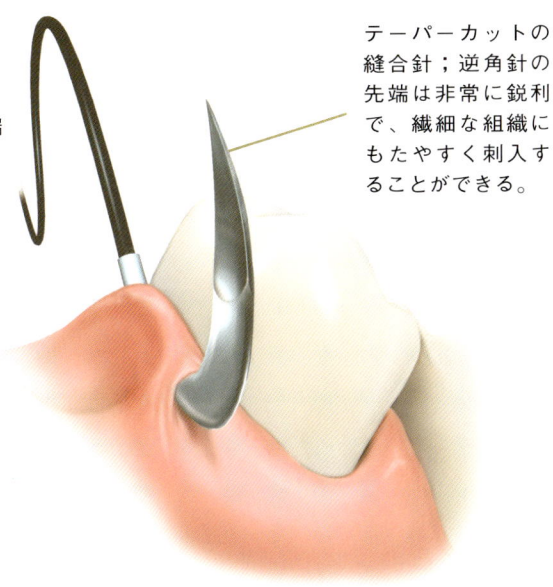

縫合針

23

④ 縫合に使用する器具

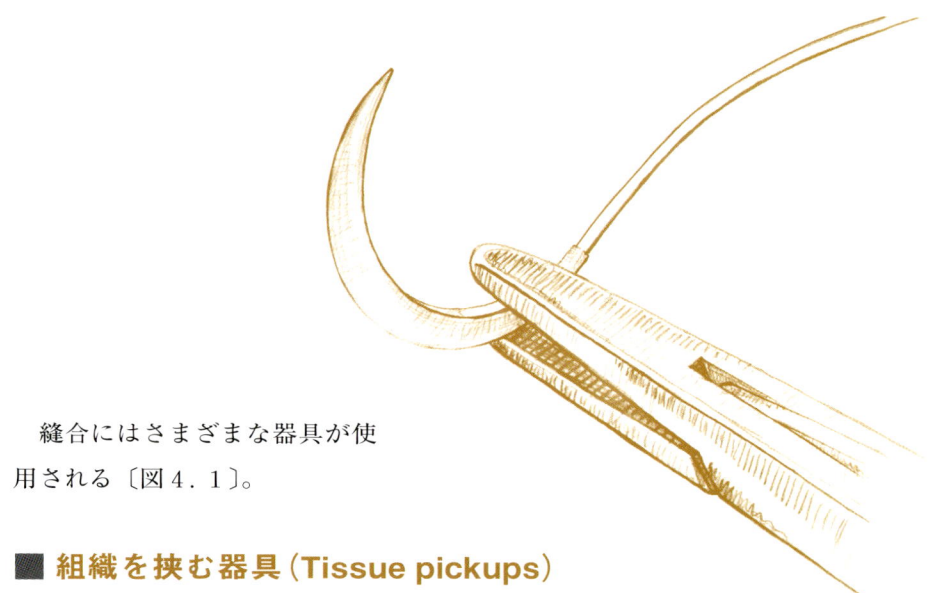

縫合にはさまざまな器具が使用される〔図4.1〕。

■ 組織を挟む器具（Tissue pickups）

先端が細く繊細な器具で、縫合すべき組織を把持するために使用し、けっして組織に穴をあけたり、破損してはならない。プライヤーや鉗子などが使用される〔図4.2、4.3〕。

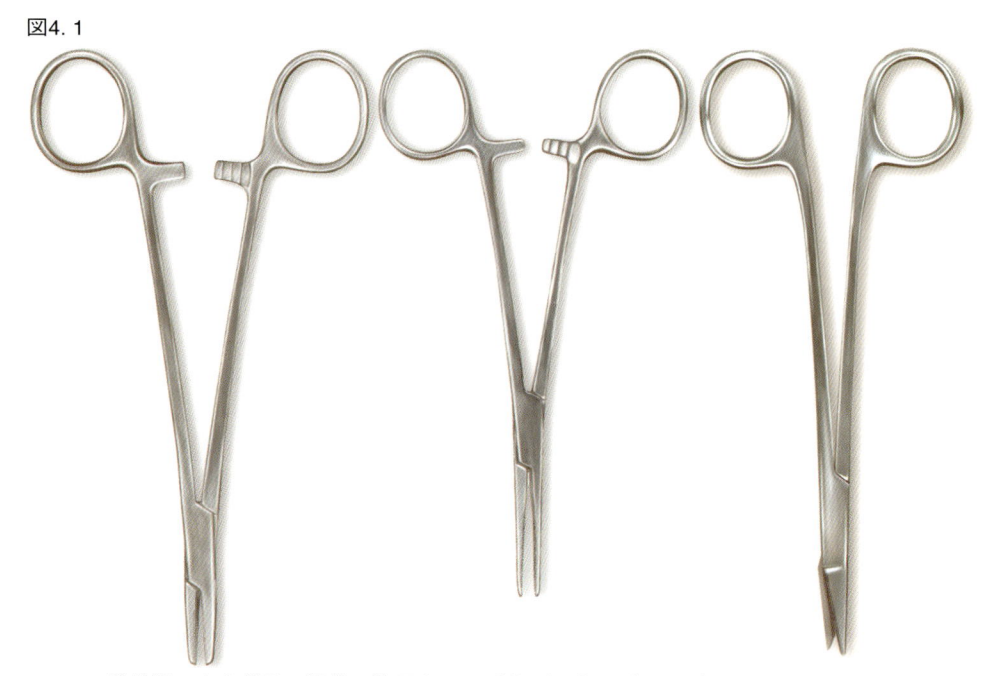

図4.1

持針器、止血鉗子、術後に使用される手術バサミは重要な手術器具であり、それぞれ使用目的が異なる。

図4.2　組織鉗子の先端

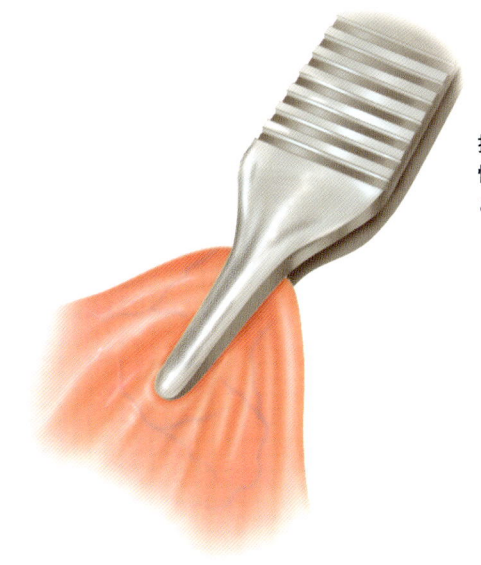

挟器や鉗子はフラップを慎重に扱うための器具である。

図4.3　組織鉗子の種類

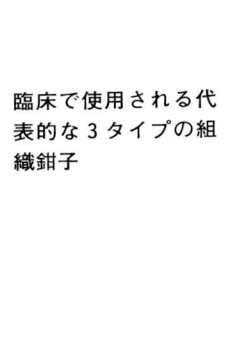

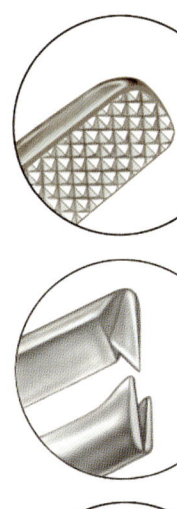

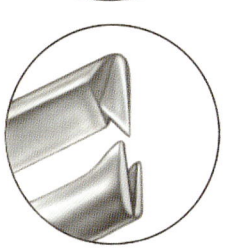

臨床で使用される代表的な3タイプの組織鉗子

プレーンな先端（歯がないので扱いにくい）

1×2の先端（歯が1個ついているが柔らかい組織では穴があくことがある）

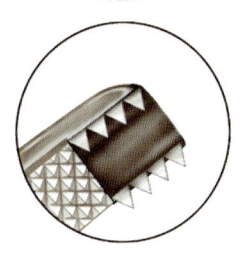

歯がたくさんついている先端（組織を挟みやすい）

縫合に使用する器具

25

■ 持針器

持針器にはステンレス製とタングステン・カーバイトをはめこんだものがあり、後者のほうが使いよい。

1．持針器の選択と使用

持針器は縫合針のサイズに合ったものを選択し、高品質のスチール製であごの部分がしっかりした設計のものを使用する〔図4.4〕。持針器でスエージ部分から針尖までの距離の1／3から1／2の場所を持つ〔図4.5〕。スエージの部分、あるいはその近くを挟んではならない。次に針尖から2.0〜3.0mmの場所をしっかりと持針器で挟む〔図4.6〕。

針の先端や刃先を持針器で傷つけないために、針を組織に通して引っ張るときには針のなるべく後方の部分を把持する〔図4.7〕。針を刺入するときは針の湾曲にそった方向に力をかけ、針尖を組織から突き出すときには、無理に力をかけたり針をひねってはならない。針がスムーズに通らない場合は針を抜きだしてもう一度やり直す。また、針先が鈍ってしまった針や変形した針を無理に押し込んではならない。すみやかに新しい鋭利な針と交換すべきである。

小さな針であまり大きく組織をすくったり、縫合する組織を寄せたり、つなぐ目的で針を使用してはならない。鋭利な持針器や欠陥のある持針器で針を強く把持すると、針を傷つけたり針に刻み目がついたりするので、そのまま使用すると針が変形し、組織の中で折れることがある。持針器につけられた針は縫合すべき方向に向けられているべきで、術者が改めて針の方向を調整すべきではない。狭い手術野では理想的な位置に針を置くことができない場合もあり、術者には慎重な作業が要求される。症例によっては正常よりも組織が硬かったり、あるいは繊維化が進行していることもあり、太いゲージの縫合針が必要となる。現在の縫合針はほとんどが二重包装になっており、外側の袋は滅菌されておらず〔図4.8〕、縫合針と縫合糸は内側の滅菌された容器に入っている〔図4.9〕。歯やインプラントの周囲の縫合には、さまざまなサイズや種類の縫合針と縫合糸が必要とされ、また多様な縫合の手技が適用されるので、外側からADA承認の消毒剤をスプレーしておくとよい。各種の縫合糸をトレーに準備しておき指示があってから開封する。使用されなかったものはもう一度スプレーし、保管場所に戻しておく。

容器から縫合糸を取り出したあとでは〔図4.10〕、特に縫合糸を引っ張ってまっすぐにする必要はない。まっすぐにしなければならない場合は持針器で針を持って糸を軽く引くようにする。あまり引くと針から縫合糸が抜けることがあるので注意する。〔図4.11、4.12〕。

図4. 4

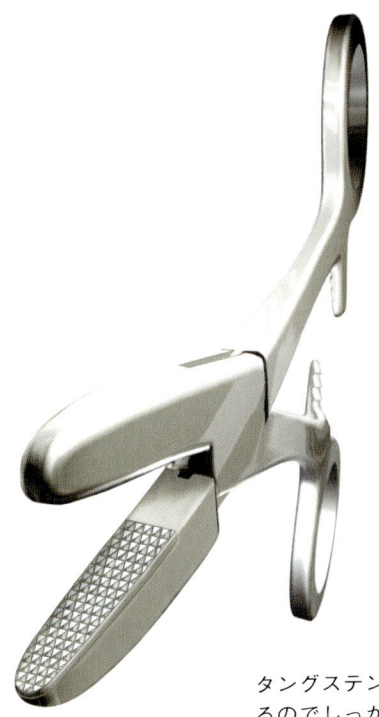

タングステン・カーバイト
がはめ込まれている持針器

タングステン・カーバイトがあごの部分にはめ込まれているので、針を把持したときに縫合針が変形しないため一般にこのタイプが推奨される、またこの部分がすり減ったら交換する。

タングステン・カーバイトがはめ込まれているのでしっかり針を把持することができる。

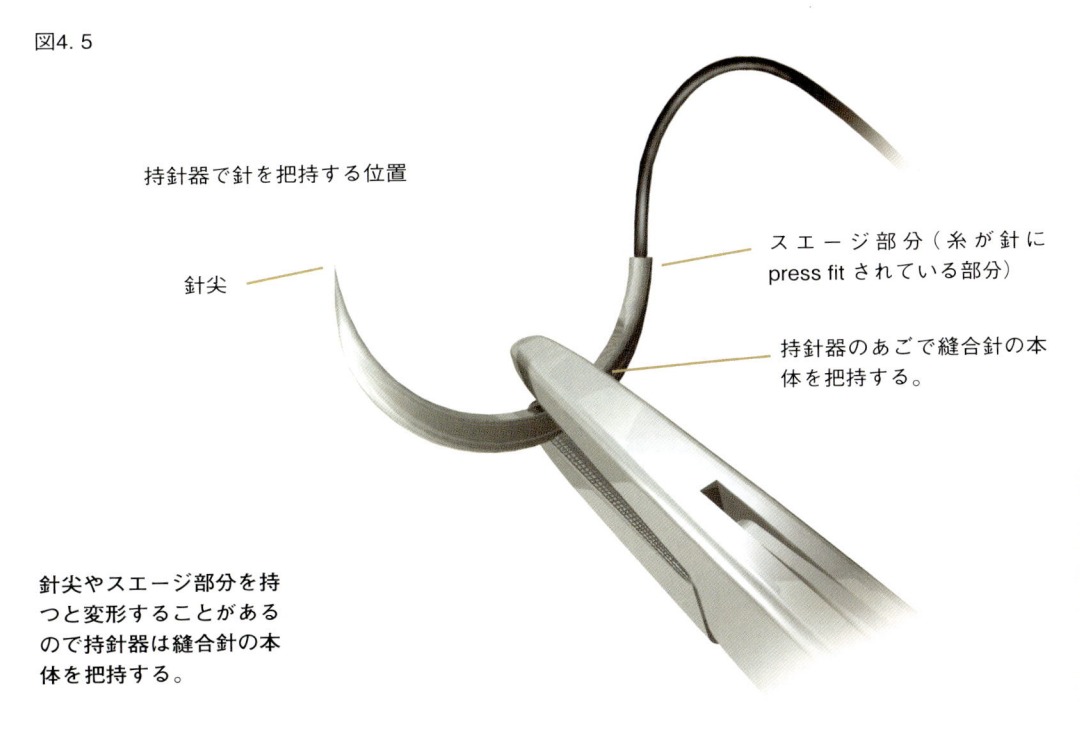

図4. 5

持針器で針を把持する位置

針尖

スエージ部分（糸が針にpress fit されている部分）

持針器のあごで縫合針の本体を把持する。

針尖やスエージ部分を持つと変形することがあるので持針器は縫合針の本体を把持する。

縫合に使用する器具

図4.6

持針器の先端から2.0〜3.0 mmのところで把持する。

針の本体の真ん中を把持し、針尖やスエージ部分を把持してはならない。

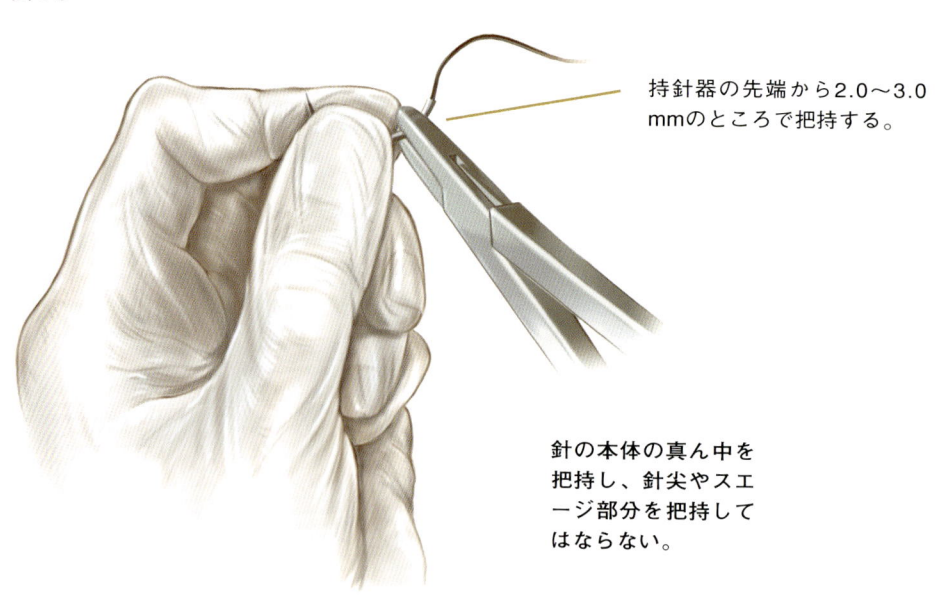

図4.7

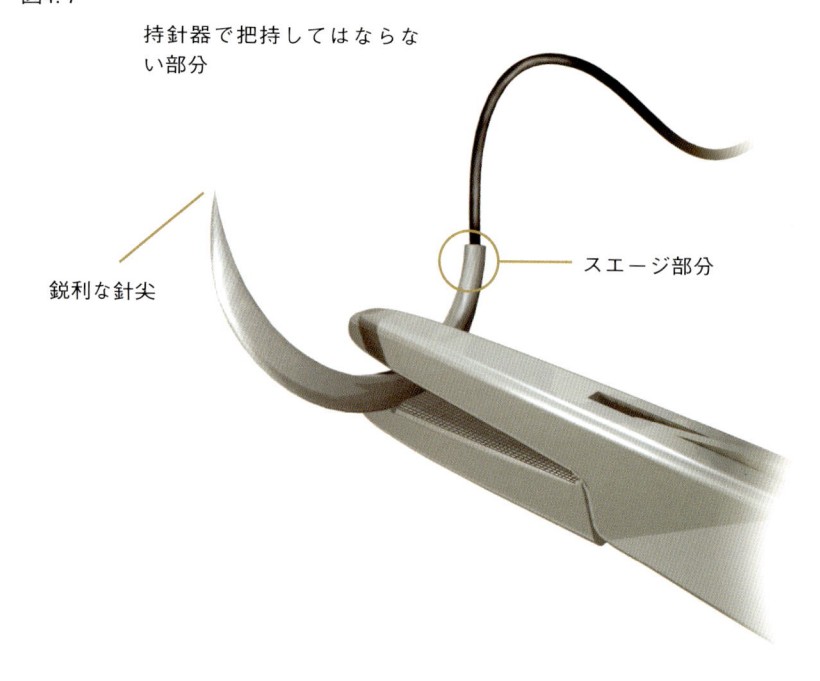

持針器で把持してはならない部分

鋭利な針尖

スエージ部分

図4.8
外側の包装は滅菌されておらず、滅菌済みの縫合針と縫合糸は中の容器に入っている。

滅菌済みの縫合針と縫合糸

現在の縫合針と縫合糸は二重包装で提供されている。外側は滅菌されておらず、中の容器は滅菌されている。

スエージ部分：持針器で把持してはいけない。

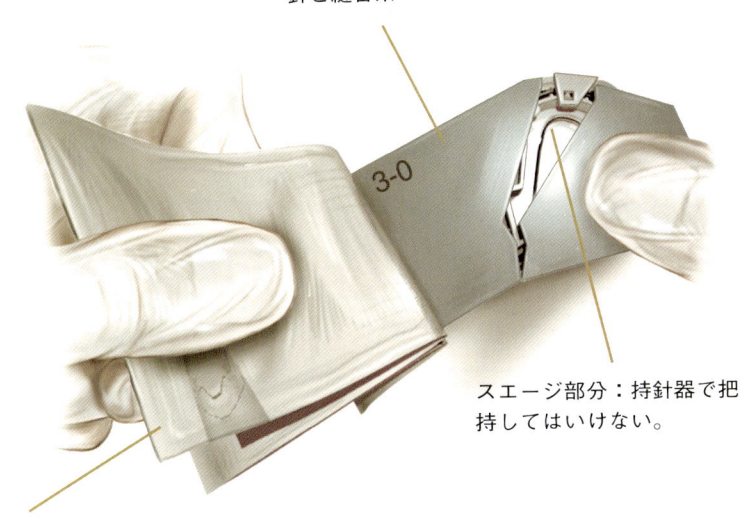

滅菌されていない外側の包装

図4.9
滅菌済みの容器からの縫合針と縫合糸の正しい取り出し方

針の本体で、持針器で把持する部分

内側の包装を開き"ここから開ける"と書かれた折り返し片を引くと、縫合針と縫合糸が外にでる。

この部分を引っ張って包装を開ける。

滅菌済みの内部包装

縫合に使用する器具

図4.10

縫合針と縫合糸を容器から正しく取り出す順序

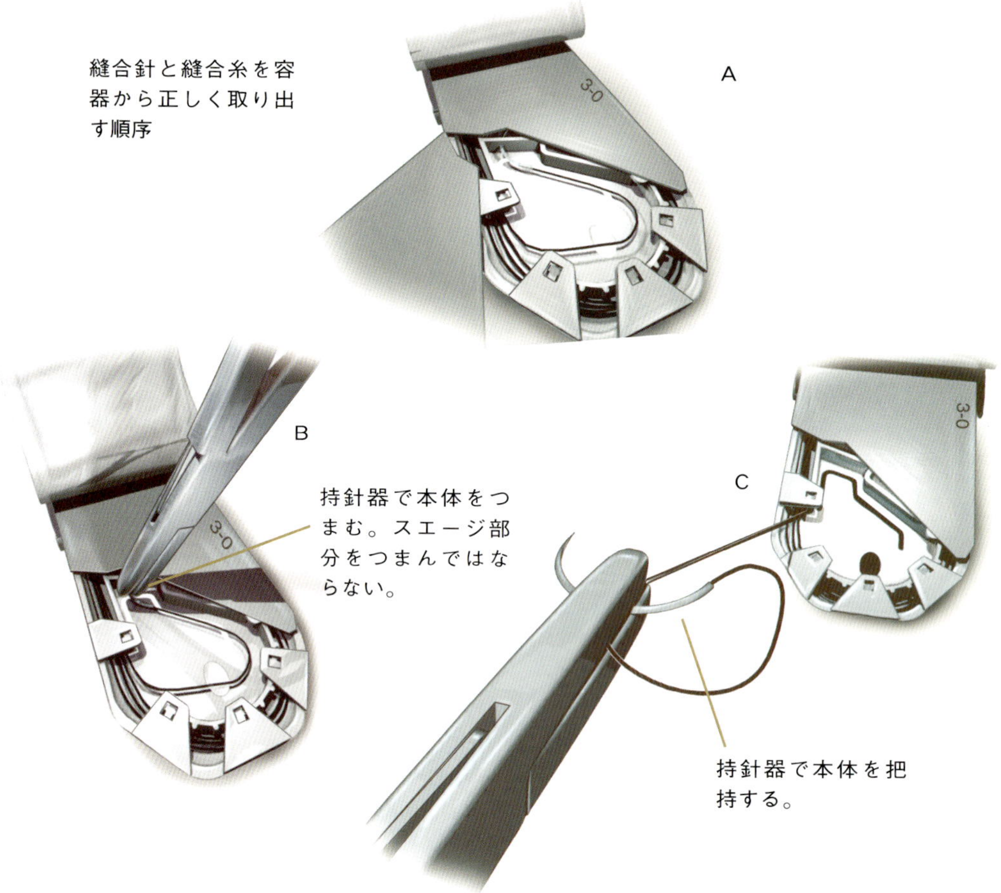

A

B

持針器で本体をつまむ。スエージ部分をつまんではならない。

C

持針器で本体を把持する。

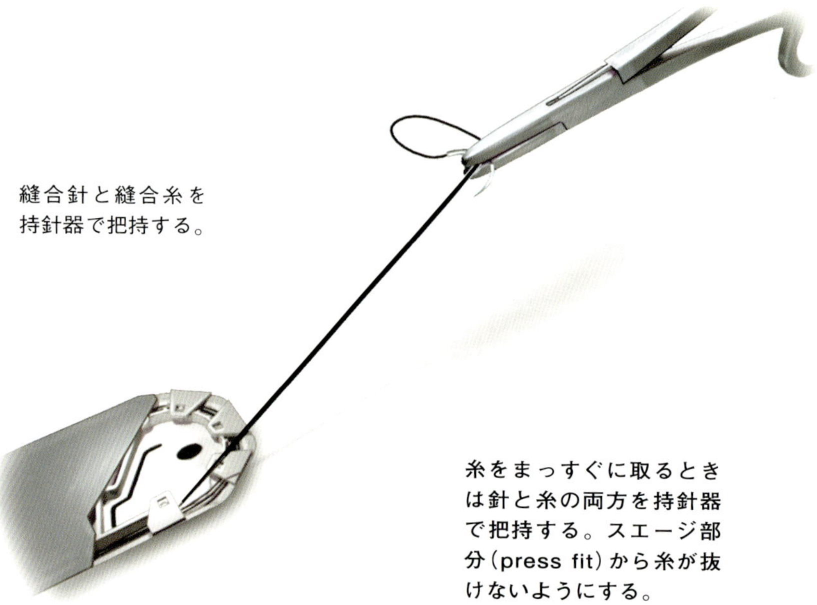

縫合針と縫合糸を持針器で把持する。

糸をまっすぐに取るときは針と糸の両方を持針器で把持する。スエージ部分（press fit）から糸が抜けないようにする。

図4.11

図4.12

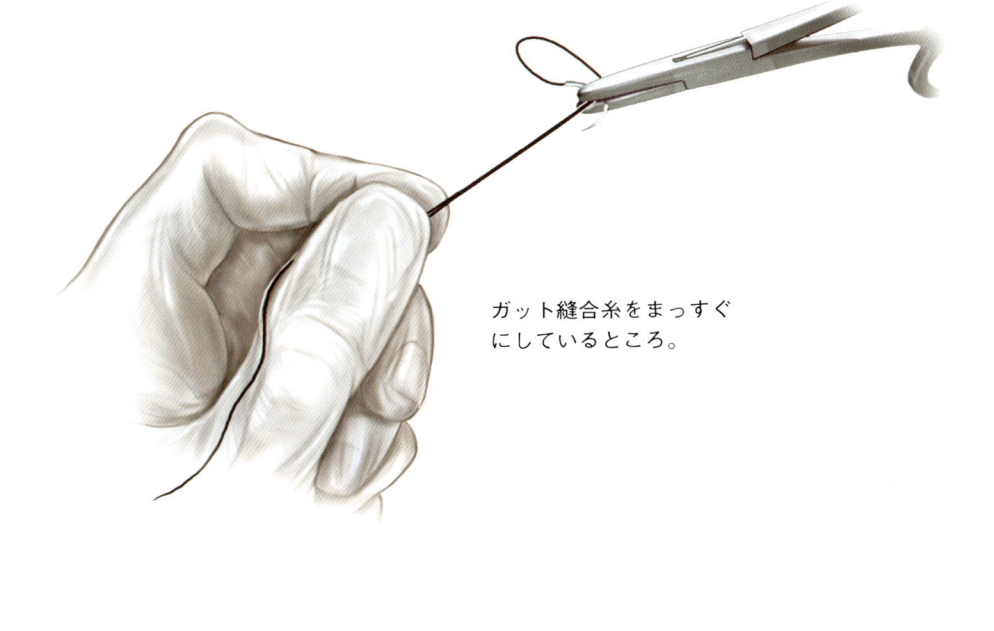

ガット縫合糸をまっすぐにしているところ。

■ 止血鉗子

　止血鉗子は、血管を締めたり、残留した小さな根尖部を除去したり、術野に残されているものや外科用のスポンジをつまむために使用する器具である〔図4.13〕。止血鉗子で縫合針を絶対に把持してはならない。

図4.13

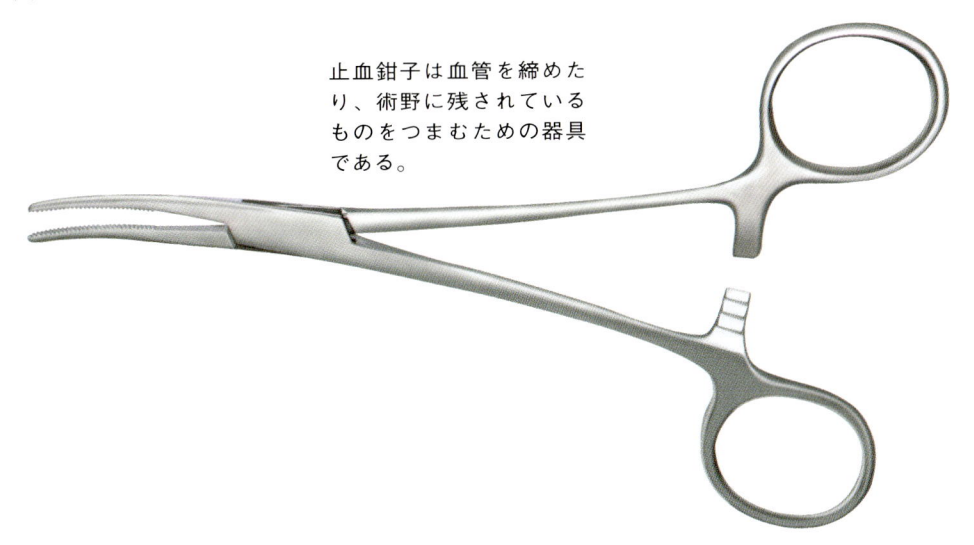

止血鉗子は血管を締めたり、術野に残されているものをつまむための器具である。

縫合に使用する器具

31

■ 外科用ハサミ

外科用ハサミには湾曲したものや術後に使用されるものなど、いろいろな種類がある〔図4.14〜4.16〕。

図4.14

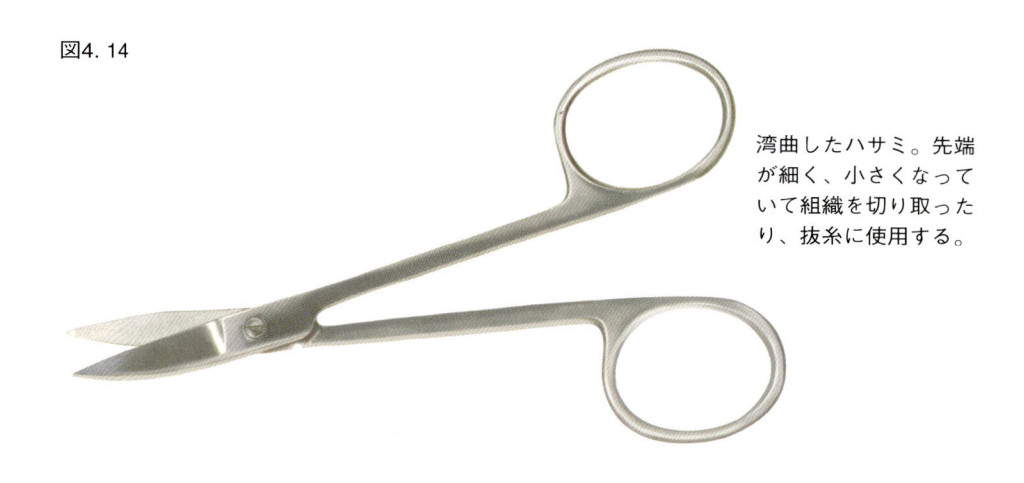

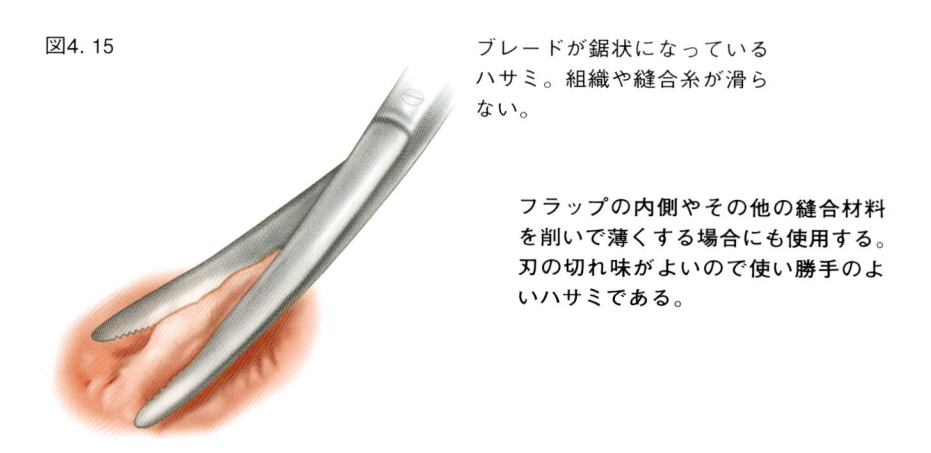

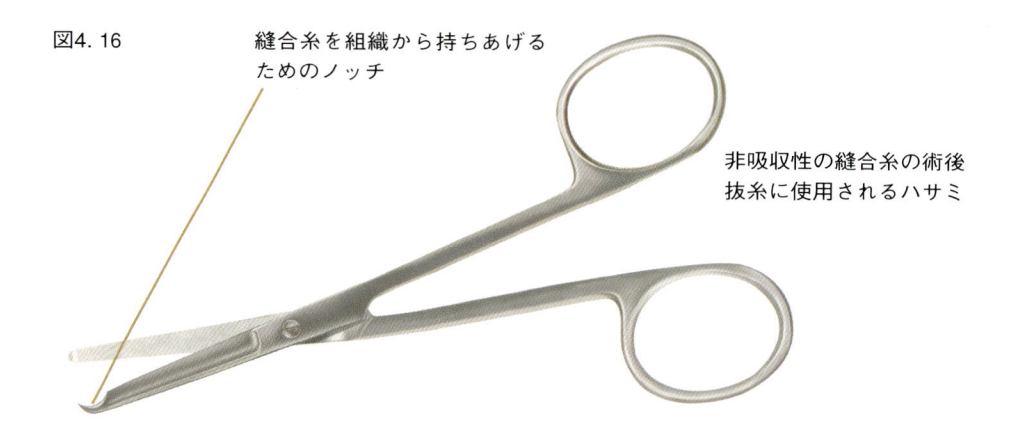

湾曲したハサミ。先端が細く、小さくなっていて組織を切り取ったり、抜糸に使用する。

図4.15

ブレードが鋸状になっているハサミ。組織や縫合糸が滑らない。

フラップの内側やその他の縫合材料を削いで薄くする場合にも使用する。刃の切れ味がよいので使い勝手のよいハサミである。

図4.16

縫合糸を組織から持ちあげるためのノッチ

非吸収性の縫合糸の術後抜糸に使用されるハサミ

縫合器具のまとめ

器具	用途	サンプル
組織つまみ／鉗子	繊細なフラップの扱い	
持針器	縫合するときに針を把持する	
逆角針	組織に刺し込む	
止血鉗子	血管を絞める、小さな残根などを取り除く	
湾曲したハサミ	組織／縫合糸を取り除く	
術後のハサミ	非吸収性の縫合糸を取り除く	

⑤ 縫合の術式

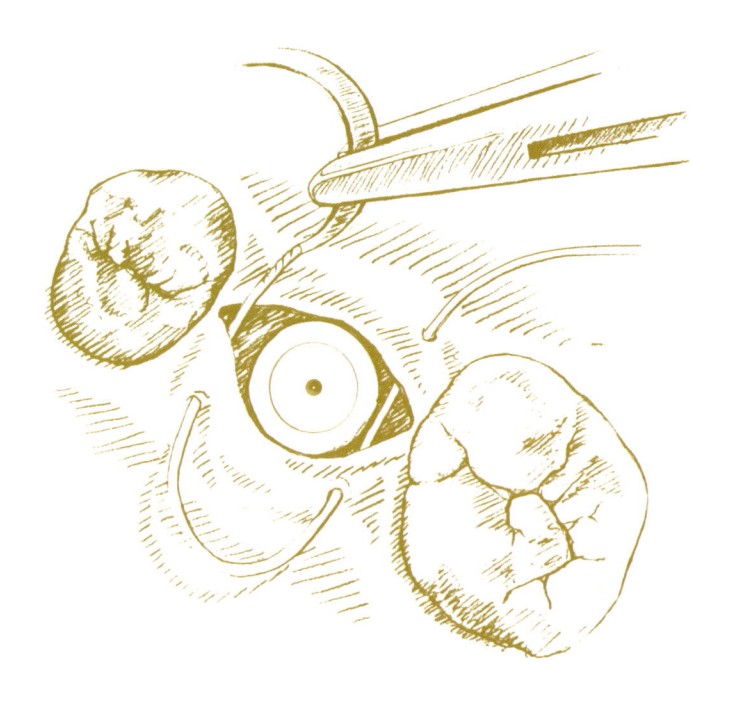

　通常は最後の歯の遠心部を縫合し、さらに隣接部をそれぞれ縫合する。かならず不安定なフラップから縫合を開始する。

　口腔内ではスペースが限られているので円形の縫合針を使用する。縫合針はかならず持針器で把持し、針の円形にそって組織に挿入し、引き出す。フラップが安定する程度に縫合糸を引っ張り、血行が阻害されるほど強く引いてはならない。

縫合糸を結紮したときに、フラップが青白く変色してはならない。　フラップの辺縁から2.0〜3.0mmのところを縫合する。あまり辺縁に近いと術後24〜48時間後に組織が腫脹したときに、フラップが切れて糸が抜けることがある。

縫合するときはかならず縫合針の中心を持針器で把持する。持針器の先端から数ミリのところで針の肩山をつまむ。針と縫合糸とのつなぎ目（スエージ部分）をつまんではならない〔図5.1〕。

縫合針は組織にたいして直角に刺入する。複数の組織の層を縫合する場合は骨膜と骨膜、歯肉と歯肉を合わせるような縫合術が要求される。すなわち生検を採取したあとの組織の縫合と同じである。骨膜を縫合する手技を以下に解説する。

図5.1

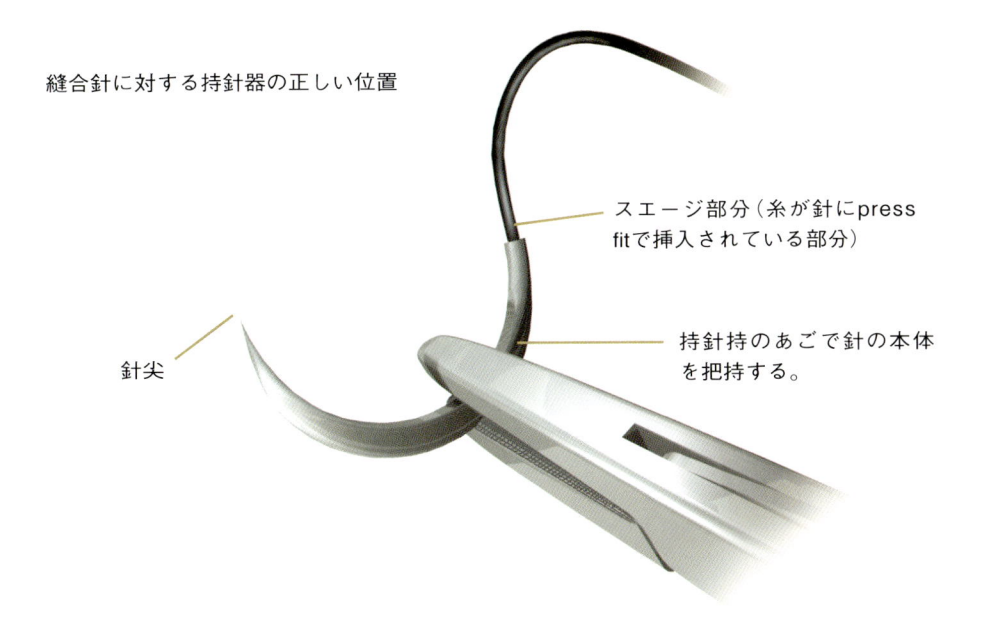

縫合針に対する持針器の正しい位置

スエージ部分（糸が針にpress fitで挿入されている部分）

持針持のあごで針の本体を把持する。

針尖

スエージ部分からテーパーした針尖までの距離の1／2から1／3の部分を把持する。

縫合の術式

■ 骨膜の縫合の術式

針尖は歯肉組織の表面と骨面にたいして直角（90度）にあて〔図5.2〕、歯肉を通過して骨に至るまで完全に針を挿入する〔図5.3〕。針の本体を針尖を中心にして針の進行方向と逆の方向に回転する〔図5.4〕。針尖を骨面に軽くあて、尖端が傷んだり鈍らないようにする。次に針尖を骨にそって少しだけ滑らせる。骨膜を押し上げたり、破らないように注意する。骨面にそって滑らせながら針の円形の湾曲のままに針の本体を回転させる〔図5.5〕。これで針は無理に押さなくても組織の中を通過し、骨膜が剥がれたり、破れる危険がない〔図5.6〕。滑るように回転しながら針を動かし、最後に上から軽く押さえて針尖を組織から出す〔図5.7〕。指を刺さないように注意する。

図5.2

歯肉組織から骨膜まで針を入れる。

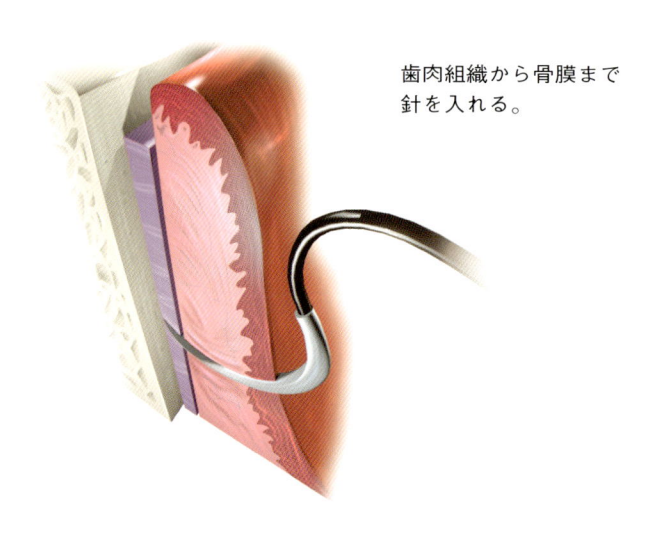

図5.3

骨膜縫合では歯周組織やインプラント周囲の軟組織から刺入し、骨膜を経て骨面まで針が到達する。次に針をもとの刺入部位の方向に回転しながら骨膜の中を通過させ、角化組織に戻す。

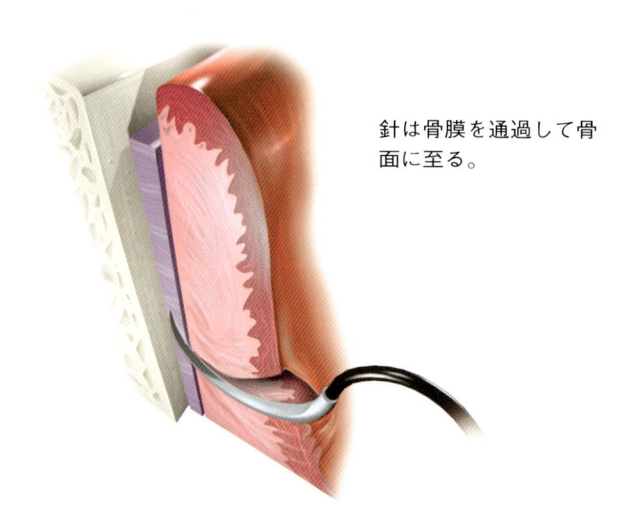

針は骨膜を通過して骨面に至る。

図5.4

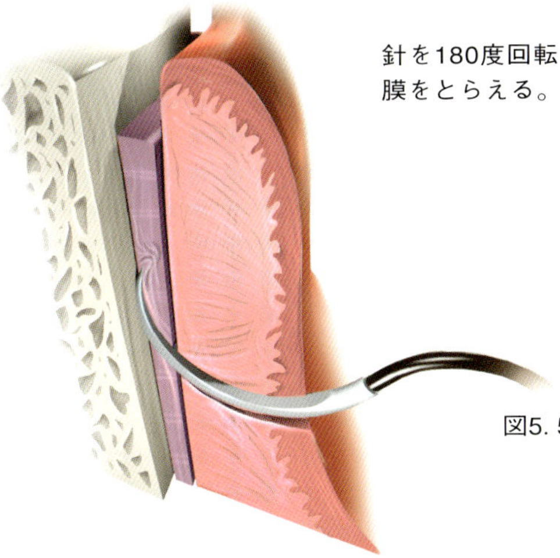

針を180度回転して骨膜をとらえる。

図5.5

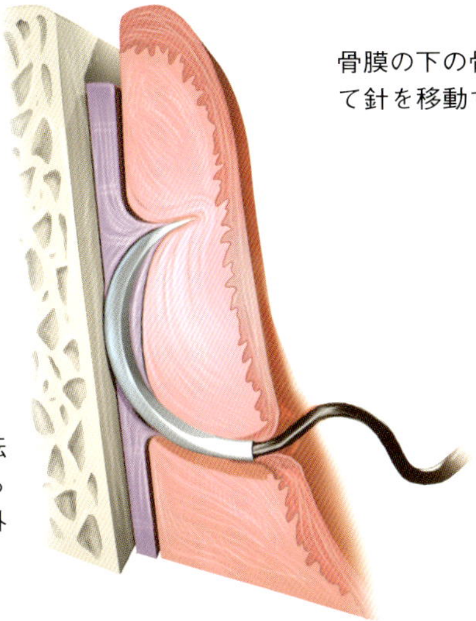

骨膜の下の骨面にそって針を移動する。

図5.6

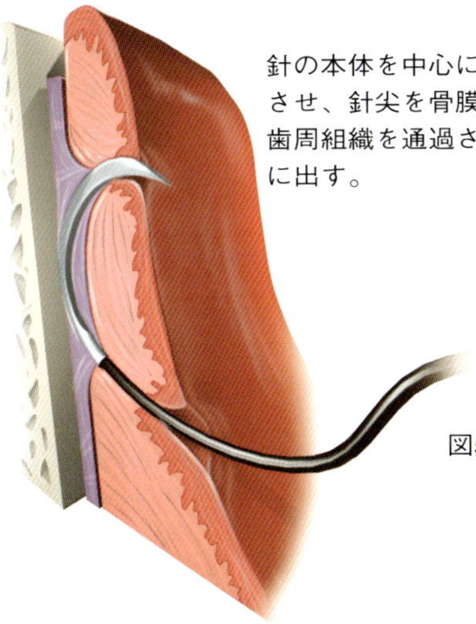

針の本体を中心に回転させ、針尖を骨膜から歯周組織を通過させ外に出す。

図5.7

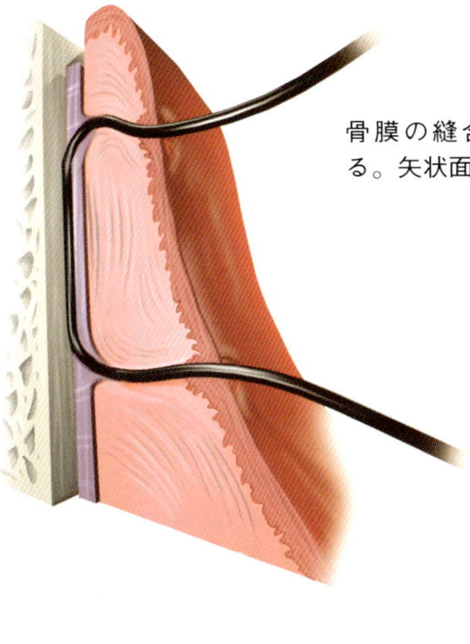

骨膜の縫合が完成する。矢状面観

縫合の術式

37

■ ループ状に縫合する断続縫合

　これは断続縫合の変法で、唇側と舌側でそれぞれ挙上されたフラップを縫合するときの手技である。歯科領域でもっとも汎用されているテクニックで、以下のような手順で行う。

1．唇側のフラップの外側（上皮側）から針を入れる〔図5.8〕。
2．コンタクト・ポイントの下を通す〔図5.9〕。
3．舌側のフラップの内側に針を通す〔図5.10〕。
4．もう一度コンタクト・ポイントの下を通す。
5．唇側のフラップの外側で結紮し、切開線の上に結び目がこないようにする〔図5.11〕。
6．結び目から2.0〜3.0mmのところで糸を切る〔図5.12、13〕。持針器で結紮のすぐ上を持ち持針器のあごの上で糸を切る。

図5.8

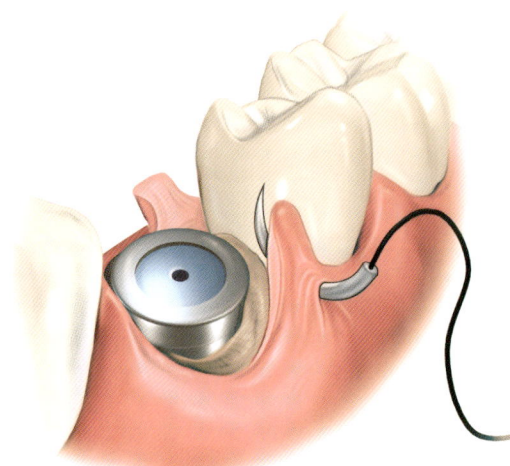

ループ状に縫合する断続縫合。頰側フラップの歯間乳頭基底部から針を刺入す。

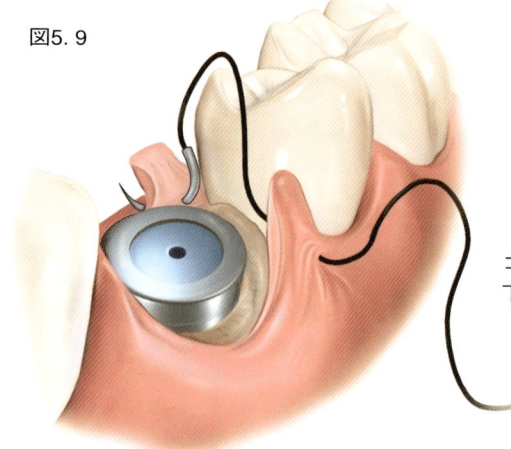

図5.9

コンタクト・ポイントの下を通す。

図5.10

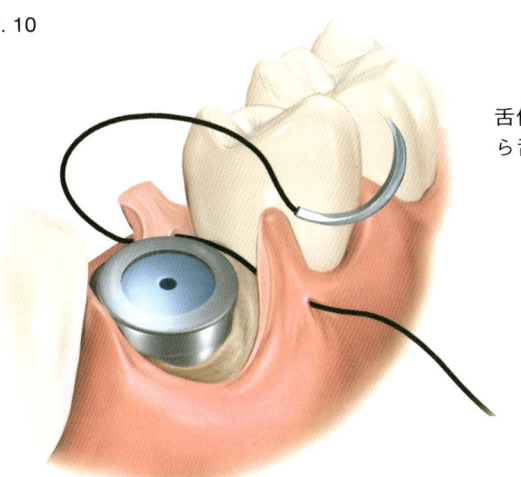

舌側のフラップの内側から舌側に針を出す。

図5.11

頬側のフラップ上で結紮する。

この簡単なループ式の断続縫合はフラップを寄せるための縫合で、フラップの緊張に抵抗するための縫合ではない。

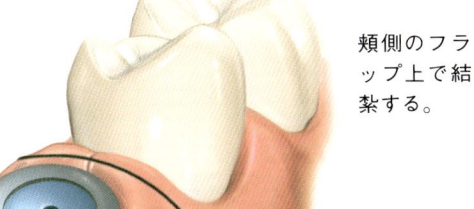

図5.12

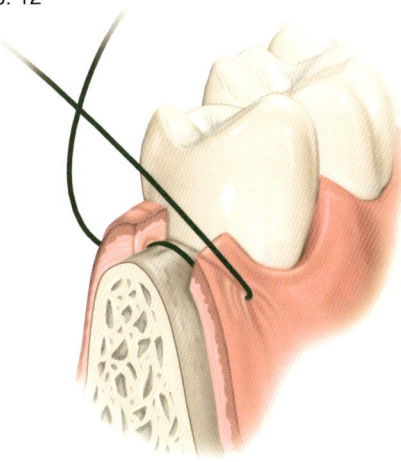

頬舌側のフラップの間に縫合糸が見えてはいけない。

図5.13

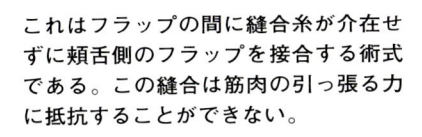

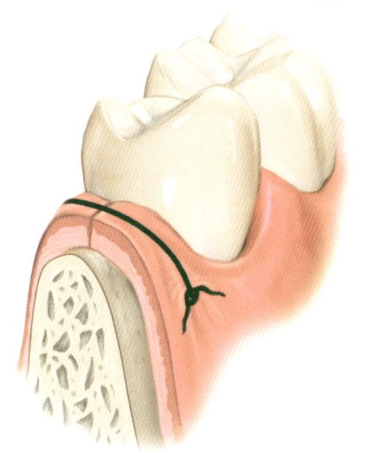

フラップの頬側で結紮する。

これはフラップの間に縫合糸が介在せずに頬舌側のフラップを接合する術式である。この縫合は筋肉の引っ張る力に抵抗することができない。

縫合の術式

■ 8の字に縫合する断続縫合

　8の字状の断続縫合は一部の限られた部位にのみ適用される。(第二大臼歯の舌側など)〔図5.14、15〕。以下の手順で行う〔図5.16～20〕。

1. 唇側のフラップの外側(上皮側)から針を入れる〔図5.21〕。
2. コンタクト・ポイントの下を通す。
3. 針の向きを変えて舌側フラップの上皮側(外側)から針を入れる〔図5.22〕。
4. もう一度コンタクト・ポイントの下を通す〔図5.23〕。
5. 唇側で結紮し、結び目が切開線の上にこないようにする。
6. 結紮部から2.0～3.0mmのところで糸を切る。8の字縫合ではフラップの間に縫合糸が介在するが、4-0の縫合糸を使用するとフラップがきちんと接合され一次閉鎖が行われる〔図5.24〕。

図5.14

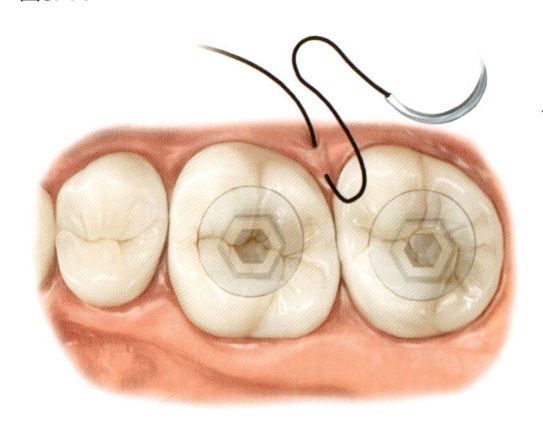

8の字に縫合する断続縫合の刺入部位

図5.15

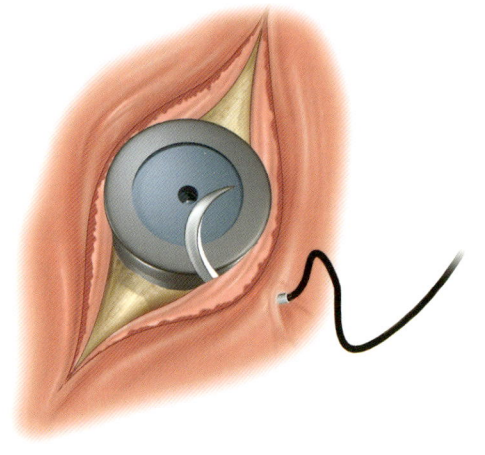

8の字の断続縫合の最初の手順。咬合面観

図5.16

第2の手順。コンタクト・ポイントの下を通す。

図5.17

第3の手順。舌側のフラップの外側からもう一度針を入れる。

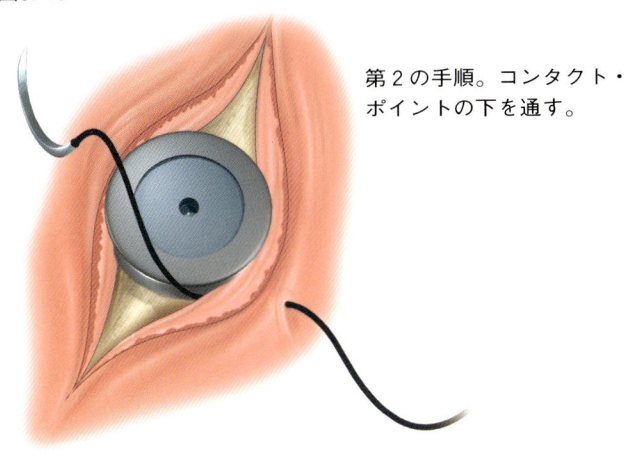

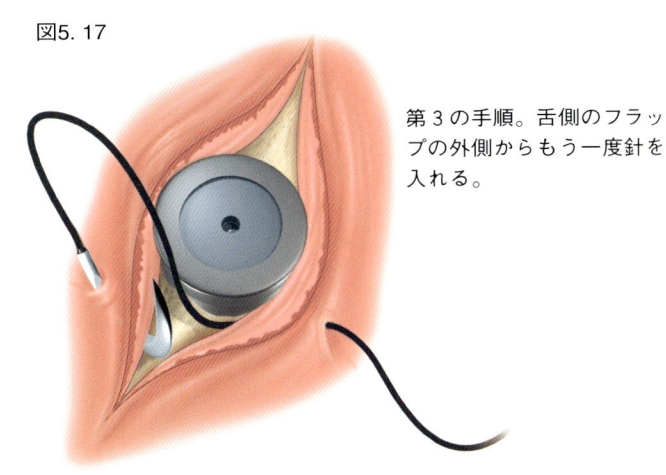

ループ状の断続縫合では舌側のフラップの内側から針を入れたが、8の字の断続縫合で2回目に針を入れるときは舌側のフラップの外側から刺入する。

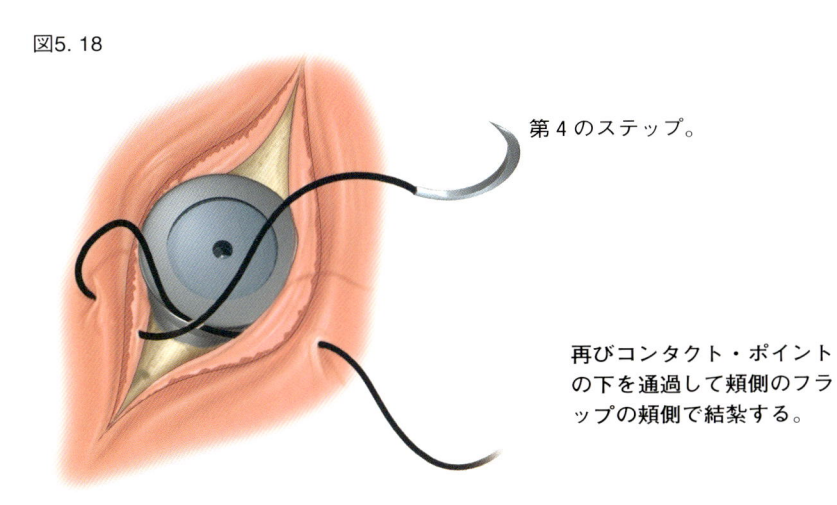

図5.18

第4のステップ。

再びコンタクト・ポイントの下を通過して頬側のフラップの頬側で結紮する。

縫合の術式

41

図5.19

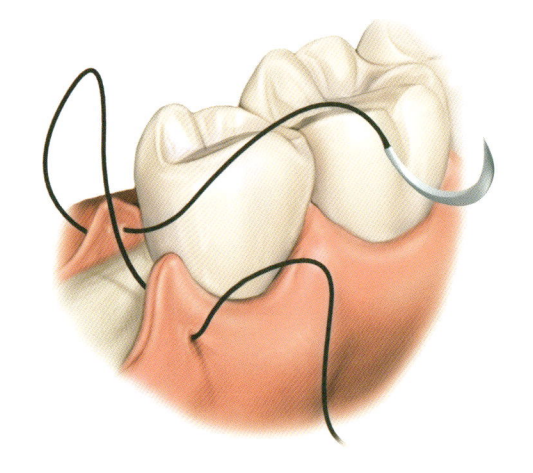

縫合糸がフラップの間に介在する。

図5.20

ループ法と同様に8の字の断続縫合はフラップを互いに接合させるが、フラップの間に縫合糸が介在する。

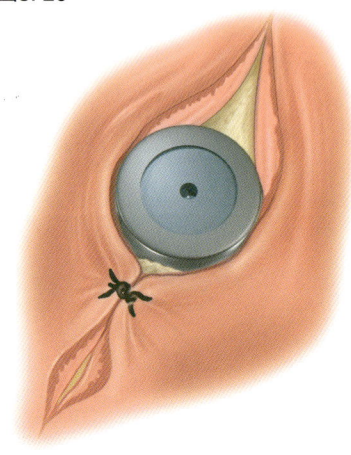

8の字の断続縫合の最後のステップ。頬側のフラップに頬側で結紮する。

図5.21

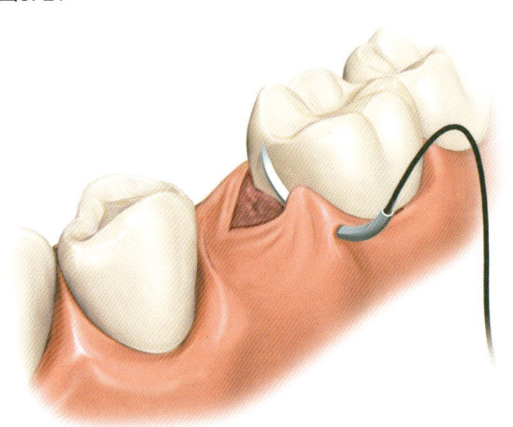

唇側から針を刺入する。

図5.22

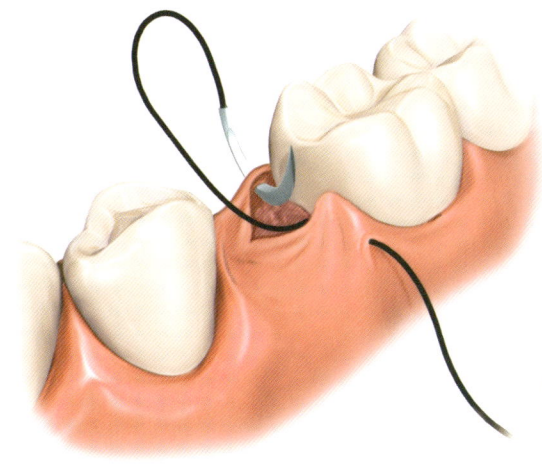

針の方向を逆にして舌側の
フラップに針を通す。

図5.23

コンタクト・ポイントの下
に針を通す。

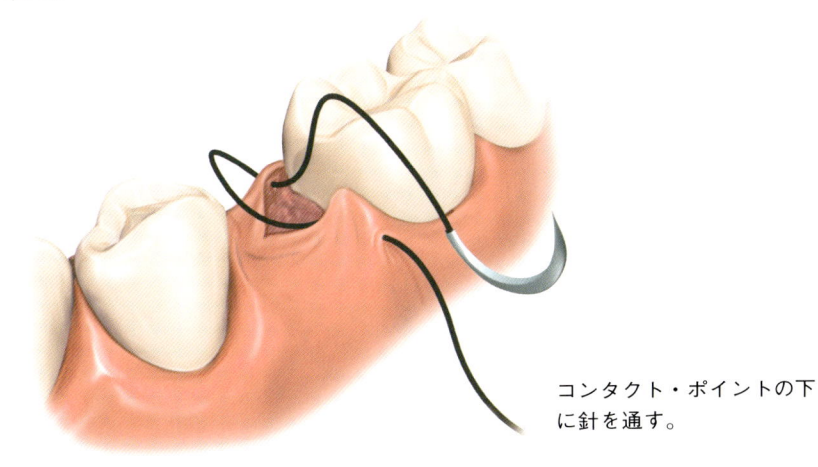

図5.24

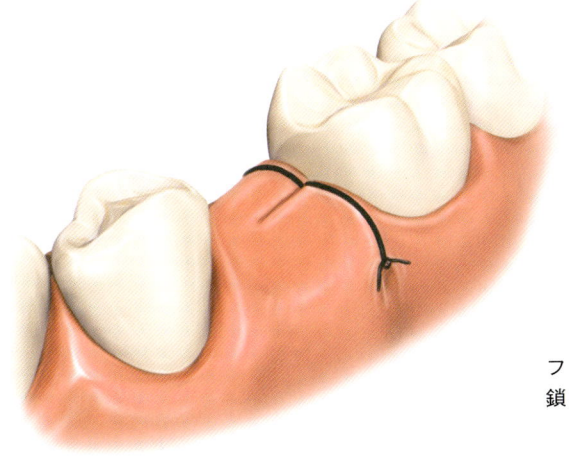

フラップが接合され一次閉
鎖が完了する。

縫合の術式

43

■ 連続縫合

　名称が示す通り、連続縫合は1つのフラップで2つ以上の歯間乳頭を縫合するときに使用される手技である。通常は頬側と舌側のフラップが個別に縫合されるか、あるいは舌側にフラップが挙上されていない場合に適用する。最初の刺入部位は頬側フラップの歯間乳頭の頬側面、あるいは大きな欠損部位である。歯間乳頭から舌側、あるいは口蓋側へ向けて針を入れ、舌側／口蓋側のフラップの辺縁から3.0mmのところで結紮する〔図5.25A、B、C、D〕。コンタクト・ポイント（無いこともある）の下を通り、頬側のフラップの辺縁から3.0mm、最初の刺入部位から5.0mm横に離れたところに再び針を入れる。もう一度コンタクト・ポイントの下を通り、舌側／口蓋側のフラップの内側で辺縁から3.0mm、最初の刺入部位から5.0mm横に離れたところに針を入れる。これを何度か繰り返して切開全体を縫合する。最後の縫い目ではループを少し緩めておき、この糸を使って結紮する〔図5.26〕。

　連続縫合は2歯から数歯にいたる欠損のフラップを固定する場合にも使用されるが、結紮の方法が異なる。まずフラップの最遠端を結紮する。次に近心を結紮するが、最後の縫い目のループを緩くしておいて、この糸にたいして結紮する。

　さらに結紮の強さを調節するとフラップを歯冠側あるいは根尖側に移動して連続縫合で固定することができる。フラップが歯肉・歯槽粘膜移行部を越えている場合は、強く結紮するとフラップが歯冠側に引っ張られるし、緩くすると根尖方向に垂れ下がる。

1．連続縫合の長所

1．数歯に及ぶような長い部位に使用できる。
2．何度も結紮しなくてもよい。
3．歯を利用してフラップを固定することができる。
4．フラップを正確な場所に固定することができる。
5．骨膜を縫合しなくてもよい。
6．頬側、舌側／口蓋側のフラップを個別に縫合し、それぞれに適当な緊張を与えることができる。

2．連続縫合の欠点

　1ヶ所で縫合糸が切れるとフラップが緩んだり、あるいは数歯にわたって縫合糸がほどけることがある。

　連続縫合には連続ロック縫合（continuous locking suture）、マットレス縫合（垂直、あるいは水平）、個別の懸垂縫合（independent sling suture）があり、術者により選択される。

図5.25A

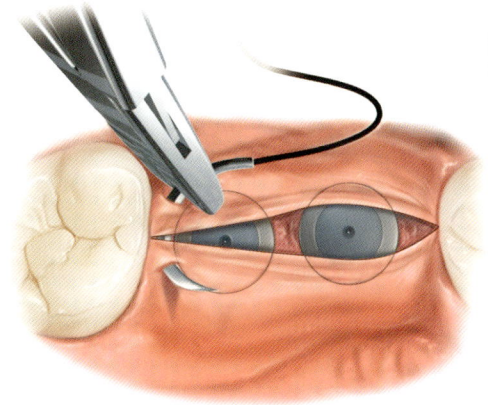

連続縫合の最初の手順

頬側フラップの外側で辺縁から3.0mmのところから針を入れ、舌側のフラップの内側で歯肉・歯槽粘膜移行部のすぐ歯冠よりに入れる。頬側、舌側ともに5.0mm間隔で順次針を入れる。

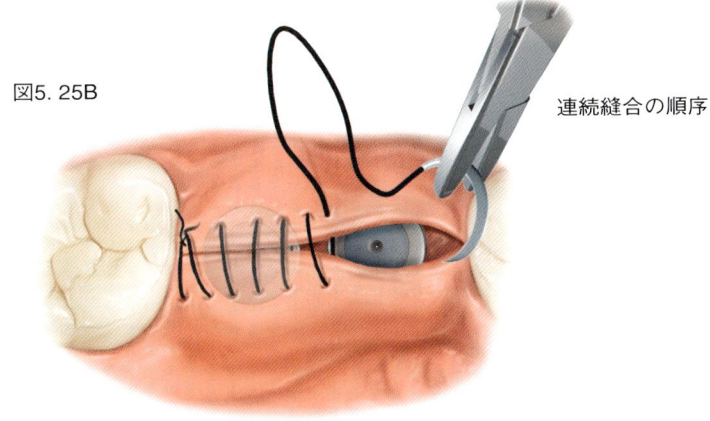

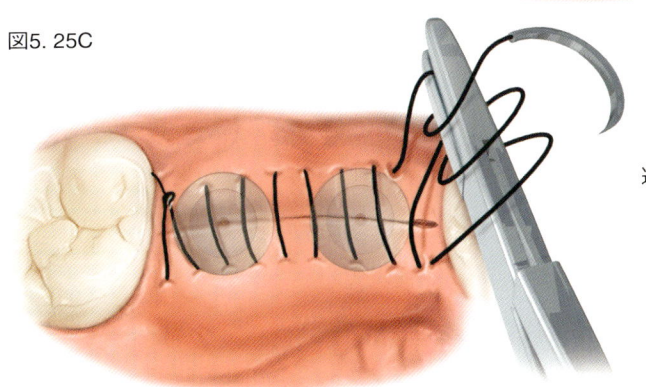

図5.25B

連続縫合の順序

図5.25C

連続縫合の咬合面観

図5.25D

連続縫合は数センチに及ぶ欠損部でフラップを固定するときに使用する。さらに歯冠側あるいは根尖側にフラップを移動して固定する場合にも使用される。

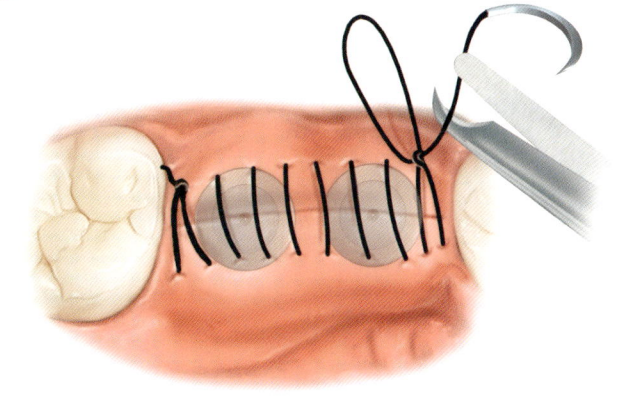

縫合の術式

45

図5.26

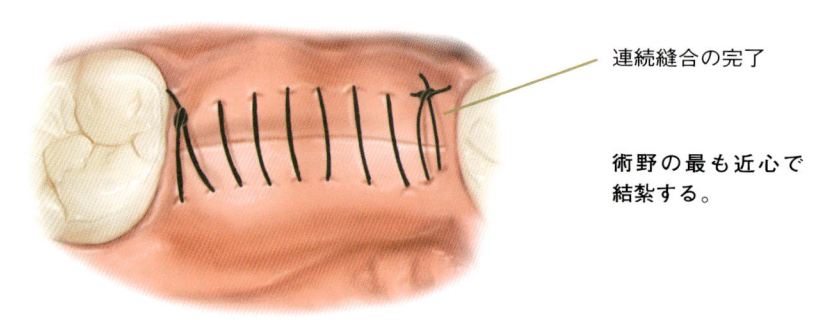

連続縫合の完了

術野の最も近心で結紮する。

3．連続ロック縫合（Continuous locking suture）

この縫合法は長い欠損部、結節部、臼後部で主として使用される。以下の手順で行う。

1．最初に1個の断続縫合を完了する〔図5.27〕。
2．頬側フラップの外側から針を入れて、舌側フラップの内側をとらえる。
3．残りのループの中をくぐらせる〔図5.28〕。縫合糸をしっかり引っ張って〔図5.29A〕解けないようにロックする〔図5.29B〕。
4．この作業を繰り返し、最後に結紮する〔図5.30A〜D、5.31〕。

図5.27

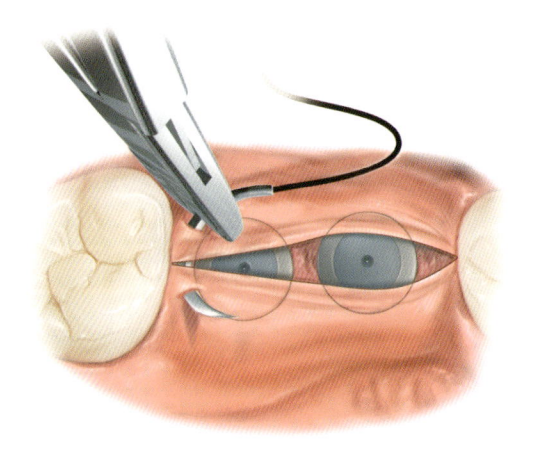

連続ロック縫合の最初の手順

頬側のフラップの外側から刺入し、舌側フラップの内側をとらえる。フラップの最遠端で結紮する。

図5.28

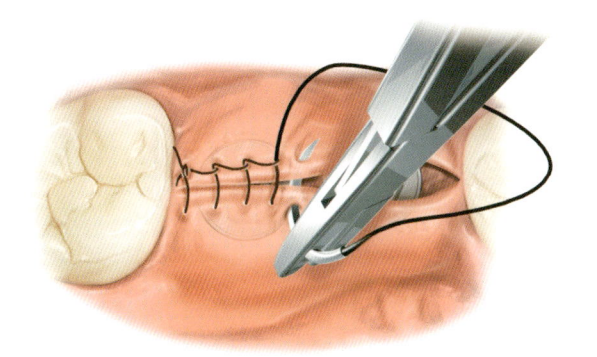

連続ロック縫合の要点

通常、ロックはフラップの頰側に置き、特に長い欠損部や結節部、臼後部などに適している。

舌側フラップの内側から出てきた針がループの中をくぐってロックができる。糸をしっかりと引くと解けないようにロックされる。

図5.29A

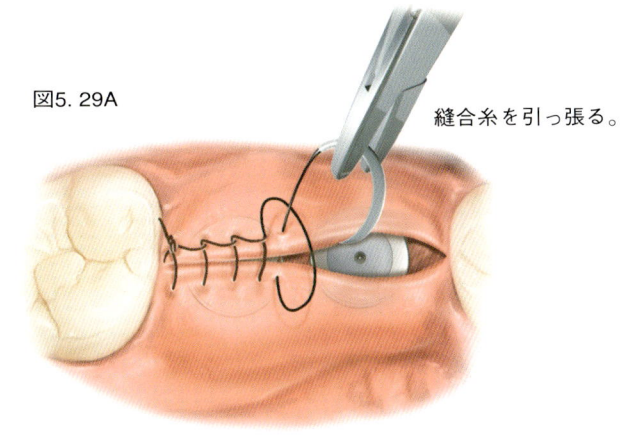

縫合糸を引っ張る。

図5.29B

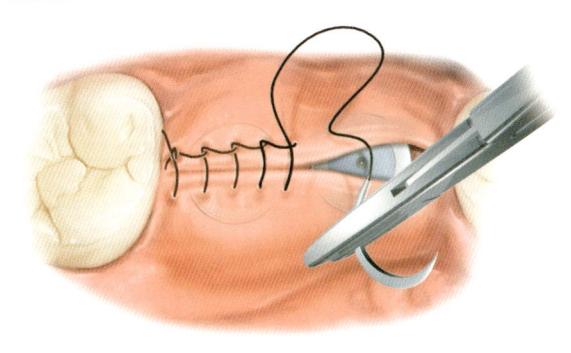

縫合糸が"ロック"される。

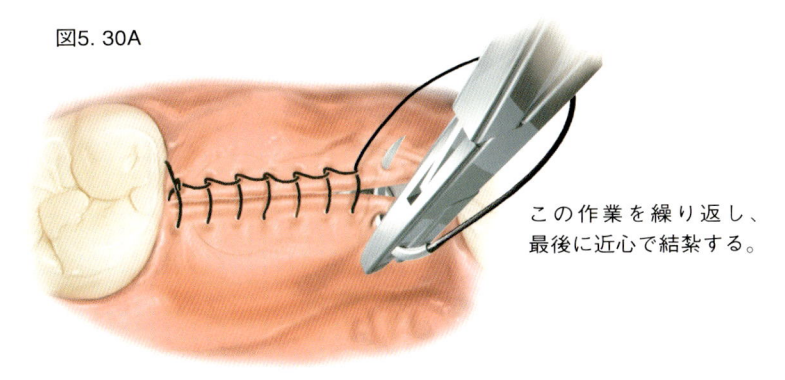

図5.30A

この作業を繰り返し、最後に近心で結紮する。

縫合の術式

47

図5.30B

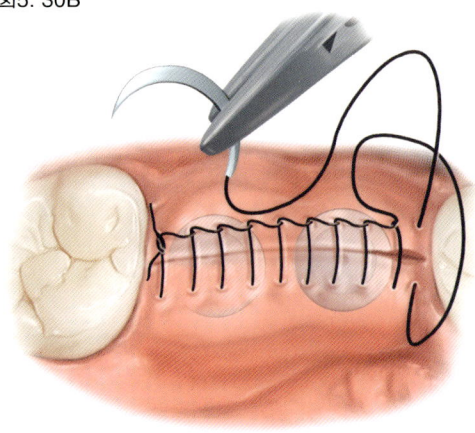

連続ロック縫合の咬
合面観

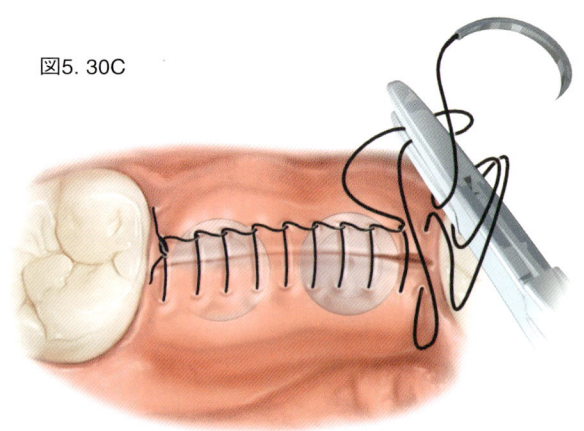

図5.30C

図5.30D

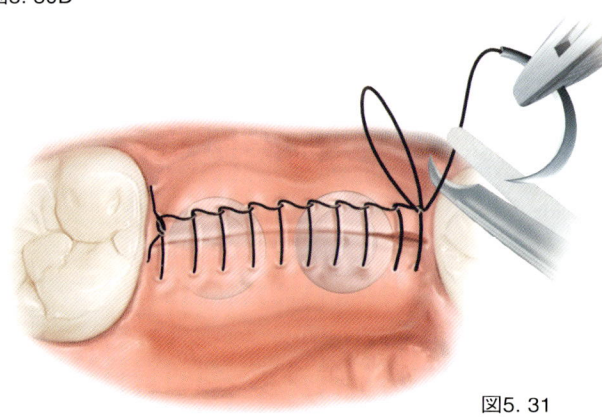

連続ロック縫合は近心端
で終了し、最後のループ
を緩くしておいて、この
糸を使って結紮する。

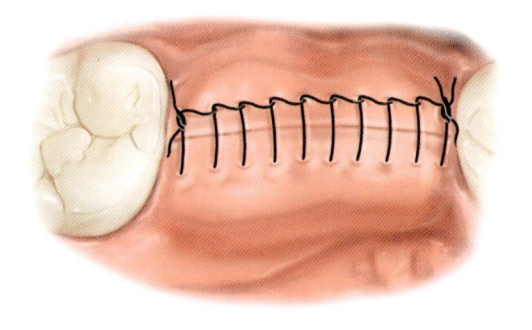

頬側で最後の結紮を
する。

図5.31

4．連続水平マットレス縫合法

　外翻しているフラップを接合し、同時に周囲の筋肉からの引っ張りにたいして抵抗するので、フラップの安定が良好な縫合法である。以下の手順で行う。

1．3/8サークルの逆角針を術野の最遠端に刺入する〔図5.32〕。
2．頬側フラップの外側でフラップの辺縁から3.0mmのところに針を入れ、舌側／口蓋側フラップの内側で辺縁から3.0mmのところを刺して針を出す。
3．頬側フラップの頬側で結紮し、結紮から3.0mm残して短いほうの糸を切る。
4．頬側フラップの歯肉・歯槽粘膜移行部のすぐ上で、最初の刺入部位の横5.0mm近心に再び針を入れる。
5．コンタクト・ポイントの下を通し、舌側フラップの内側で歯肉・歯槽粘膜移行部のすぐ上を刺して、舌側に針を出す〔図5.33〕。
6．舌側フラップの外側、歯肉・歯槽粘膜移行部のすぐ上で最初の刺入部位の横5.0mm近心に針を入れる〔図5.34〕。
7．コンタクト・ポイントの下を通り、頬側フラップの内側、歯肉・歯槽粘膜移行部のすぐ上で前の刺入部位の横5.0mm近心に針を入れる。
8．上記の4から6のステップを繰り返す〔図5.35A、B〕。
9．切開の最近心端まで縫合したら最後の縫い目でループをつくり、このループにたいして結紮する〔図5.36〕。

図5.32

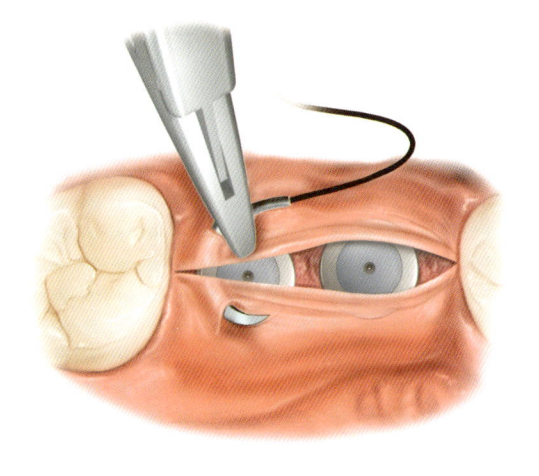

連続水平マットレス縫合―頬側のフラップから刺入する。

図5.33

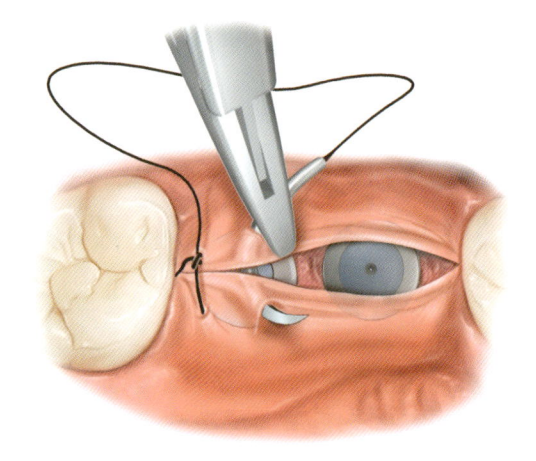

頬側フラップの外側から刺入し、舌側フラップの内側に針を入れる。

頬側フラップの外側から刺入し、舌側フラップの内側から舌側に針を出す。最遠端で外科結びをする。

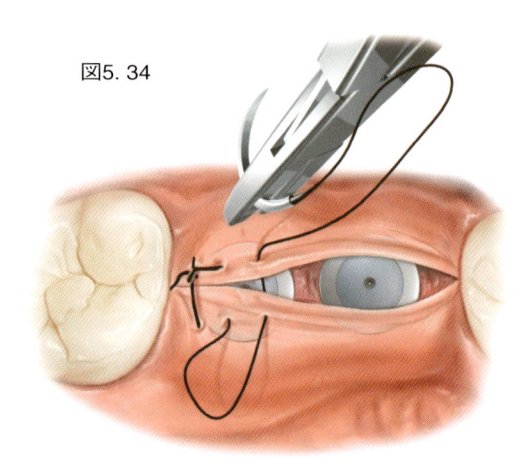

図5.34

舌側フラップにもう一度針を入れる。

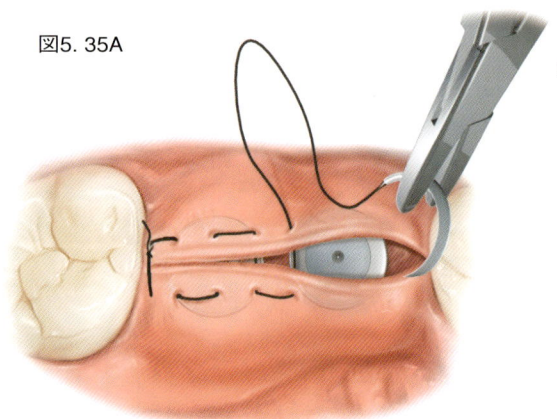

図5.35A

最遠心端で結紮。

頬側、舌側ともにフラップに針を刺す間隔は最低5.0mmである。

図5. 35B

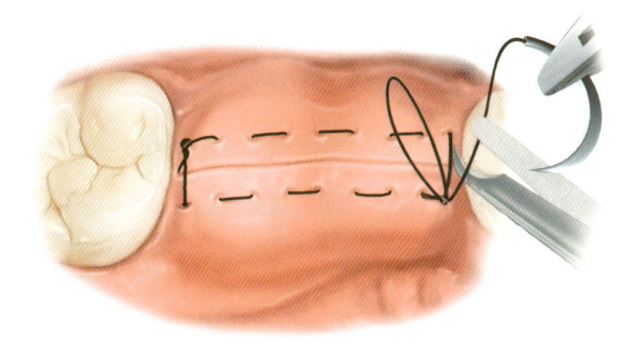

最後の縫合の咬合面観

図5. 36

この縫合法ではフラップがやや外翻した状態で閉鎖される。周囲の付着筋肉からの引く力に抵抗し、縫合部が開かない。

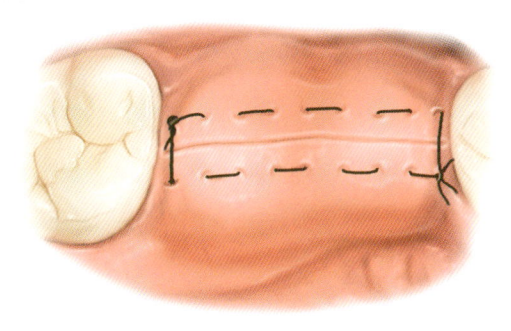

連続水平マットレス縫合の完了。

■ マットレス縫合の術式

　マットレス縫合ではフラップが極めて安定し、扱いやすい。正確な位置にフラップを固定することができるので、骨膜の固定を伴う場合は特に有効な手技である。筋肉からの引っ張る力に抵抗したり、骨面、組織再生のバリアや歯、インプラントにフラップを適合させたり、あるいはフラップを外翻して縫合する場合にマットレス縫合が適用される。さらに歯間乳頭を所定の位置に固定する場合にも使用される。垂直懸垂・マットレス縫合（vertical sling mattress suture）は術野での筋肉の緊張に抵抗し、さらに縫合糸がインプラントに接触することなく、極めて強固な閉鎖が期待される。したがって骨再生術（GBR）で適用されるべき縫合法である。

1. 垂直マットレス縫合法

以下の手順で行う。

1. フラップの外側、辺縁から4.0〜6.0mm入ったところで歯・歯槽粘膜移行部のすぐ上に針を入れる。針尖は歯冠方向に向いている（頬側のフラップは頬側面から刺入する）〔図5.37〕。
2. コンタクト・ポイントの下を通す。
3. 舌側フラップの内側、辺縁から4.0〜6.0mmの部位に刺入し、舌側に出して辺縁から2.0〜3.0mmのところから再び針を入れる〔図5.38〕。
4. もう一度コンタクト・ポイントの下を通す〔図5.39〕。
5. 頬側フラップの内側、辺縁から2.0〜3.0mmの部位に針を刺し、頬側に出す〔図5.40〕。
6. 最初の刺入部位、すなわち頬側で結紮する。
7. 結紮から2.0〜3.0mm残して縫合糸を切る〔図5.41〕。

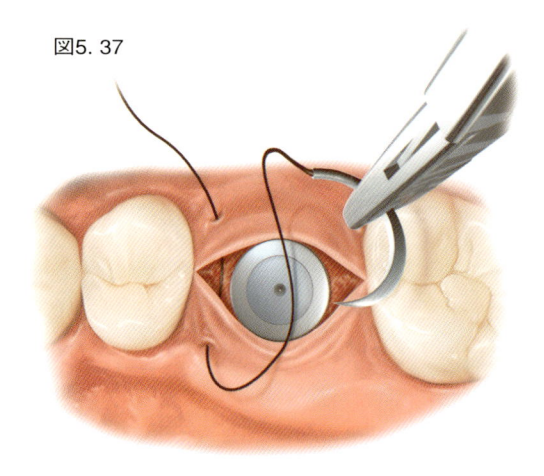

図5.37

垂直マットレス縫合─最初の刺入部位。

最初の手順の咬合面観

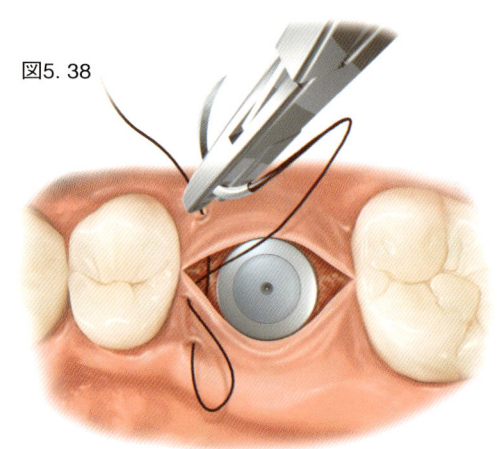

図5.38

頬側フラップから侵入して舌側にでる。

第3の手順の咬合面観

図5.39

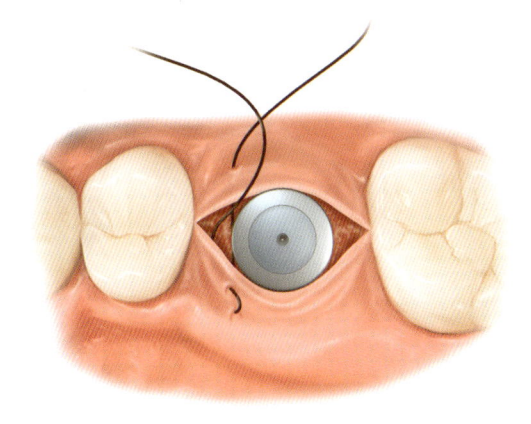

再度コンタクト・ポイントの下を通す。

コンタクト・ポイントの下を通過し、、頬側フラップの内側で辺縁から3.0mmのところに針を入れ、頬側に出す。

図5.40

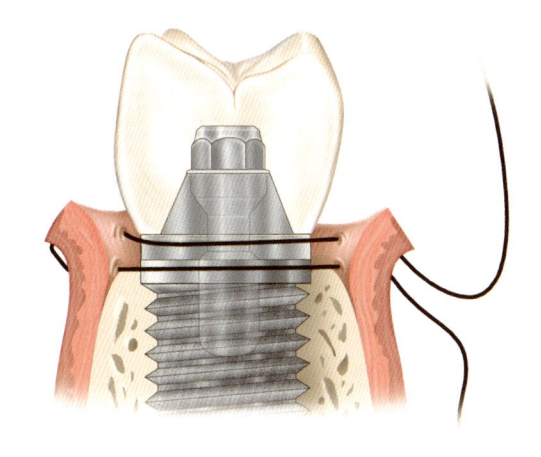

垂直マットレス縫合の手順

この方法ではフラップが外翻した状態で歯やインプラントに密着する。周囲の付着筋肉から引っ張られてもフラップが安定している。

図5.41

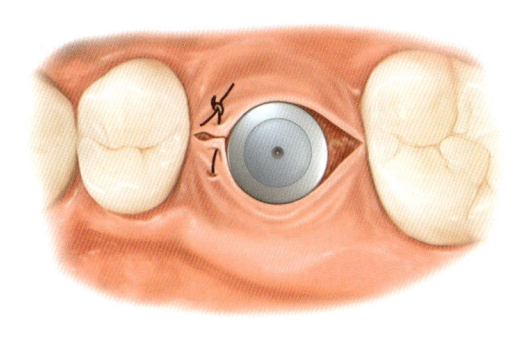

垂直マットレス縫合が完了。

縫合の術式

53

2．フラップを歯冠側へ移動させるためのマットレス縫合（Coronally repositioned mattress suture）

以下の手順で行う。

1．フラップの外側、辺縁から4.0〜6.0mmのところに針を入れる。針尖は歯冠方向に向ける（頬側のフラップは頬側から刺入する）。
2．フラップの内側にそって針を移動し、フラップの辺縁から2.0〜4.0mmのところで針を外側に出す〔図5.42〕。
3．コンタクト・ポイントの下を通す。
4．舌側フラップの外側、フラップの辺縁から4.0〜6.0mmのところで針を入れる。針尖は歯冠方向に向いている。
5．フラップの内側にそって針を移動し、フラップの辺縁から2.0〜3.0mmのところで針を外側に出す〔図5.43〕。
6．コンタクト・ポイントの下の隣接部を通す。
7．最初の刺入部位、すなわち頬側で結紮する。
8．結紮から2.0〜3.0mm残して糸を切る〔図5.44〕。

この方法ではフラップがわずかに歯冠方向に移動して縫合される。

図5.42

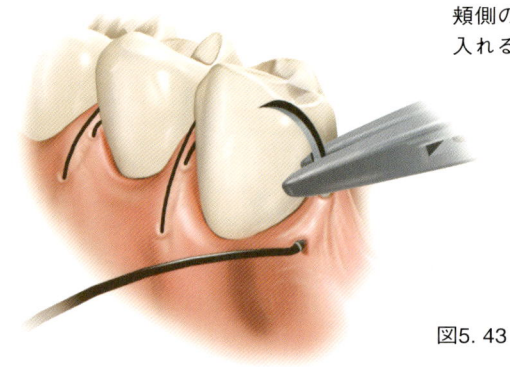

頬側のフラップに最初に針を入れる。

頬側のフラップに最初に針を入れるところは歯肉・歯槽粘膜移行部である。フラップの内側にそって針を移動し、乳頭の基底部あるいはフラップの辺縁から3.0mmのところで針を出す。

図5.43

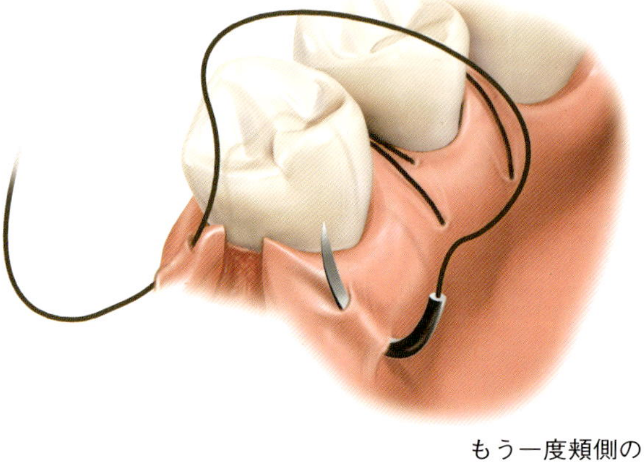

図5.44

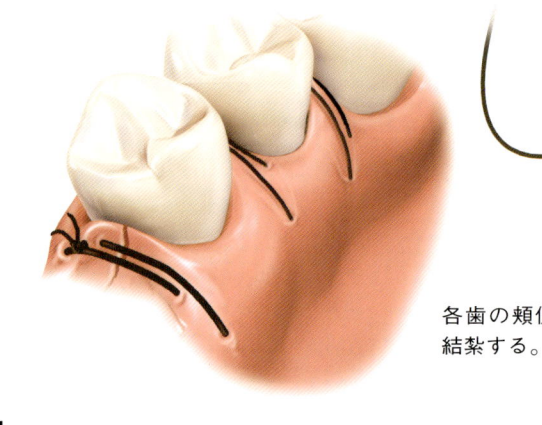

各歯の頬側で結紮する。

もう一度頬側のフラップをとらえる。

針を刺入するときに針尖を根尖方向に向けると、同じ方法でフラップを根尖方向に移動することができる。これは逆垂直マットレス縫合（reverse vertical mattress suture）と呼ばれる〔図5.45～5.49〕。

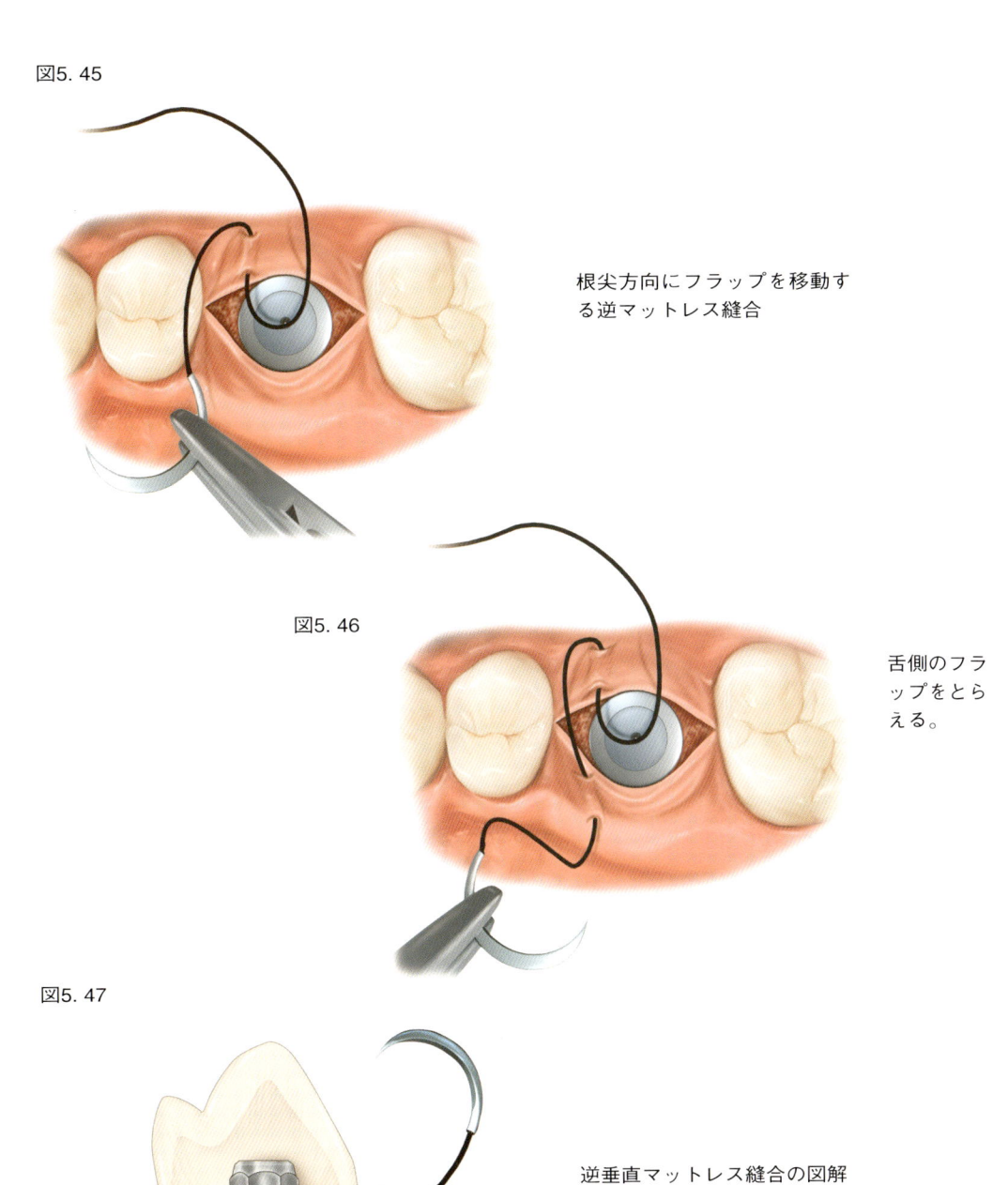

図5.45

根尖方向にフラップを移動する逆マットレス縫合

図5.46

舌側のフラップをとらえる。

図5.47

逆垂直マットレス縫合の図解

縫合の術式

55

図5.48

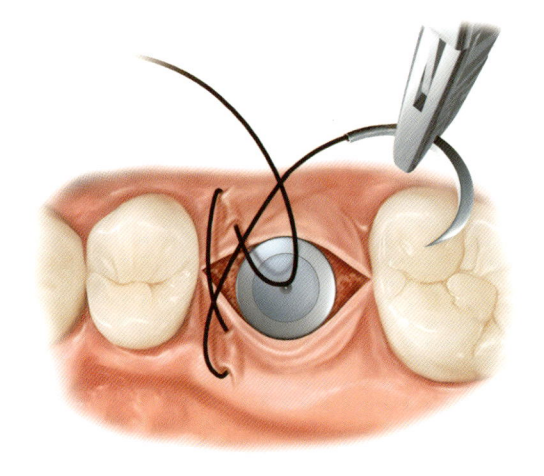

頬側で結紮する。

図5.49

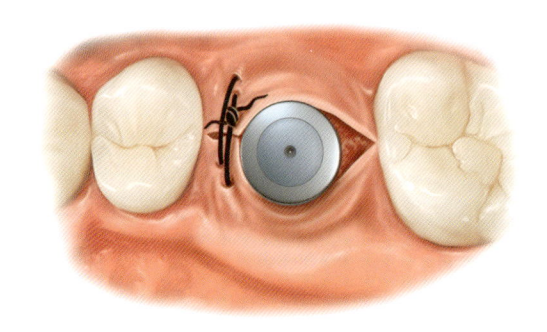

逆垂直マットレス縫合で根尖方向に移動し、結紮が完了したところ。

3．水平マットレス縫合

以下の手順で行う。

1．3／8サークルの逆角針を使用し、頬側から刺入する。歯肉・歯槽粘膜移行部のすぐ上で、縫合される対象（歯、インプラント、組織再生用バリアーなど）から5.0mm遠心に針を入れる。3.0mmのサイズの縫合糸を使用するのが最良であるが、手術時に準備されていない場合は4.0mmでもよい。
2．コンタクト・ポイントの下を通す。
3．フラップの内側、歯肉・歯槽粘膜移行部のすぐ上で縫合される対象から横に5.0mm離して針を入れ、外側の上皮に出す〔図5.50〕。

4．そのまま、外側で歯肉・歯槽粘膜移行部のすぐ上で縫合される対象の反対側から5.0mm離して針を入れる。縫合糸が水平に約10.0mm見えるはずである〔図5.51〕。
5．コンタクト・ポイントの下を通す〔図5.52〕。
6．フラップの内側、歯肉・歯槽粘膜移行部のすぐ上、縫合される対象の横に5.0mm離して針を入れる〔図5.53〕。
7．頬側で結紮する〔図5.54〕。

図5.50

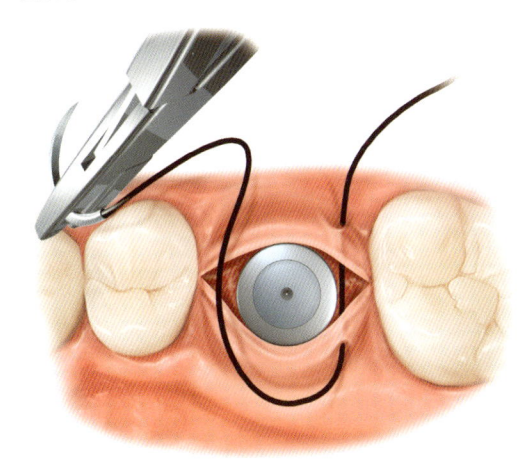

水平マットレス縫合の最初の手順

歯肉・歯槽粘膜移行部で、縫合される対象（歯、インプラントなど）から横に5.0mm離れたところに針を入れる。

図5.51

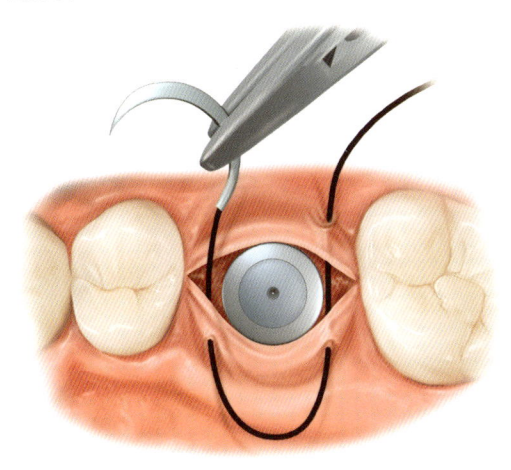

第3の手順。歯やインプラントから横に5.0mm離れたところに針を入れる。

歯やインプラントから横に（近心あるいは遠心）最低、5.0mm離れたところに針を入れる。

縫合の術式

図5.52

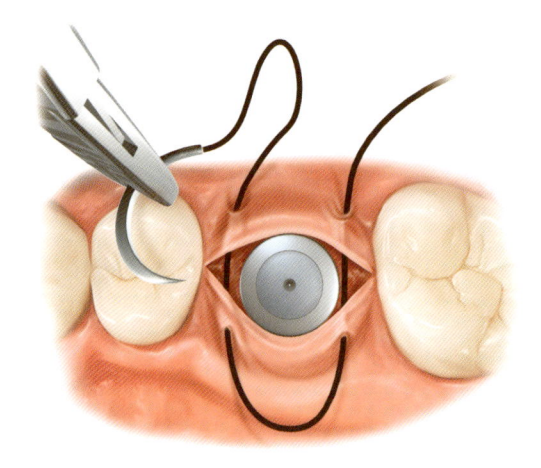

水平マットレス縫合の最終の段階

図5.53

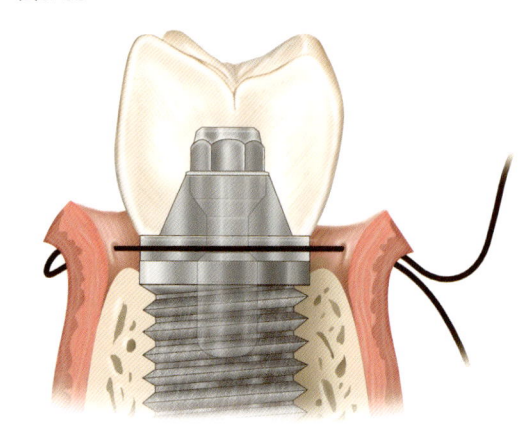

水平マットレス縫合の作業手順

図5.54

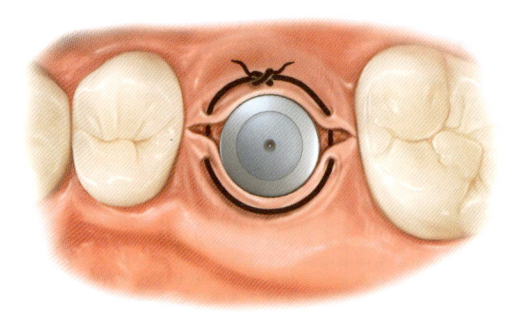

水平マットレス縫合の完了

4．垂直懸垂マットレス縫合（Vertical sling mattress suture）

1. 本章の第1部（垂直マットレス縫合）を参照。
2. 手順の1から5までを行う〔図5.55、5.56〕。
3. 再度コンタクト・ポイントの下を通す。
4. 垂直マットレス縫合で舌側フラップの舌側にループができるので、そこに針を通す〔図5.57〕。
5. もう一度コンタクト・ポイントの下を通す〔図5.58〕。
6. 新たにできたスリング／ループは舌側フラップの舌側面で締める。頬側に引き寄せて締めてはならない。
7. 最初に刺入した側、すなわち頬側で結紮する。
8. 結紮から2.0～3.0mm残して糸を切る〔図5.59〕。

図5.55

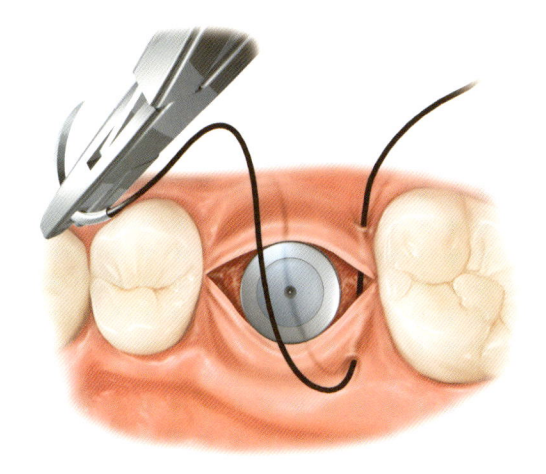

垂直懸垂マットレス縫合の最初の手順

手順の1から4までは垂直マットレス縫合と同じ。

図5.56

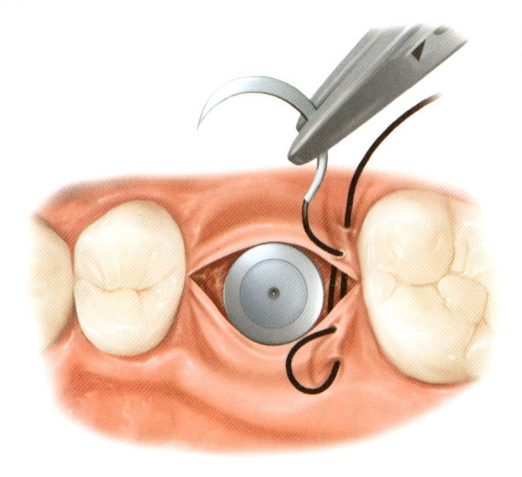

垂直懸垂マットレス縫合の手順

縫合の術式

図5.57

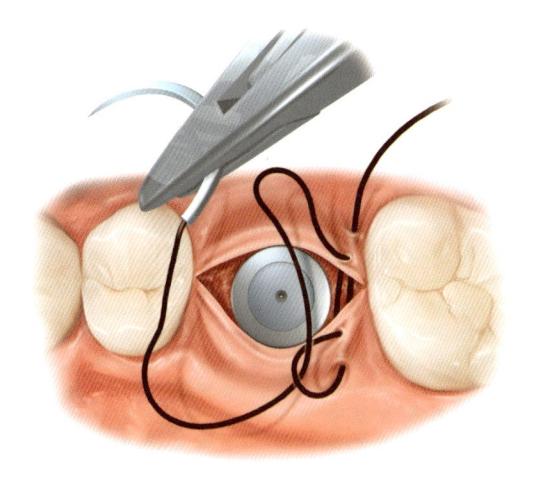

垂直懸垂マットレス縫合の最後の手技

コンタクト・ポイントの下をもう一度通過し、舌側フラップの舌側にできたループをくぐる。糸を締めて舌側にスリングが残るようにする。

図5.58

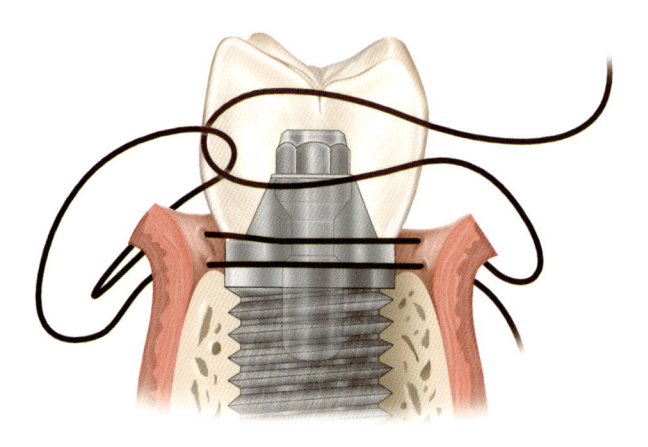

垂直懸垂マットレス縫合の仕組み

図5.59

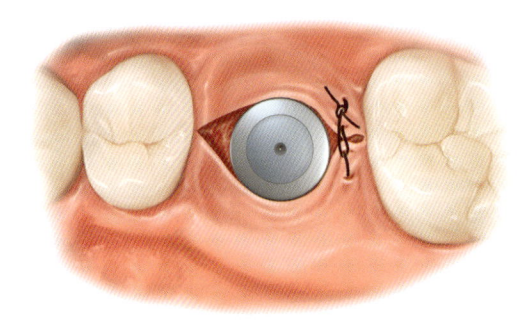

垂直懸垂マットレス縫合の完成

この術式は歯間部のGTR／GBRで使用されるべき縫合術式である。

■ 単独の断続懸垂縫合（Single interrupted sling suture）

　断続懸垂縫合は歯列の片側のみのフラップ術（頬側のみで口蓋側ではフラップが挙上されない場合など）、あるいは唇側と舌側のフラップが異なる位置で縫合される場合に適用される術式である。2つの歯間乳頭のみが対象となる。以下の手順で行う。

1．近心の乳頭の外側から刺入する〔図5.60〕。
2．歯に糸をまわす。
3．同じ歯の遠心コンタクト・ポイントの下を通す〔図5.61〕。
4．フラップの内側（結合組織の側）から針を通す〔図5.62〕。
5．ふたたび遠心のコンタクト・ポイントの下を通り、歯に糸を巻くようにして近心のコンタクト・ポイントの下を通過して結紮する〔図5.63〕。
6．結紮から2.0〜3.0mm残して糸を切る。
7．上記の1から6を繰り返して反対側のフラップを固定する。針の刺入部位は目的とするフラップの位置による（歯冠方向、根尖方向）。

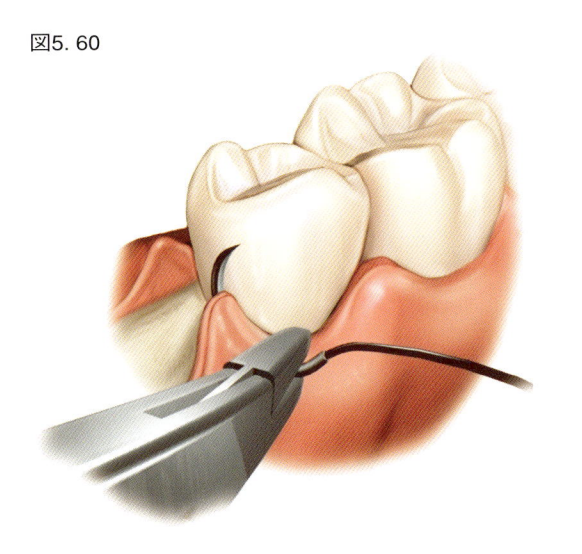

図5.60

単独の断続懸垂縫合
―頬側面観

これは対象物（歯、インプラント）の周囲にフラップを縫合する術式である。常に術野の近心から縫合を開始する。

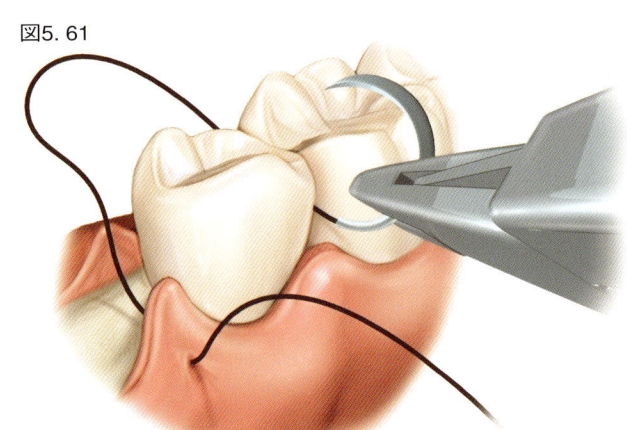

図5.61

歯に糸をまわす―頬側面観

歯の周りに糸をまわしてから遠心のコンタクト・ポイントの下を通す。

縫合の術式

61

図5.62

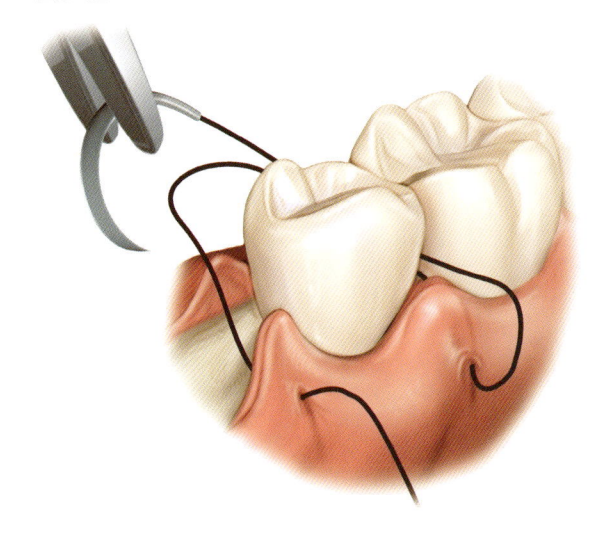

コンタクト・ポイントの下を通過した針が頬側のフラップに出る。

頬側フラップの内側で歯間乳頭の基底部から針を出し、もう一度遠心のコンタクト・ポイントの下を通過させる。

図5.63

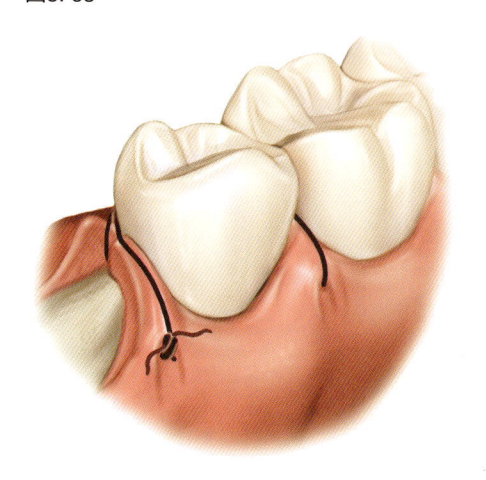

単独の断続懸垂縫合の完了

■ 1本の歯に対する懸垂縫合

　懸垂縫合は歯の片面のみのフラップ術で、隣接する乳頭が1個あるいは2個に限定されている場合に適用される術式である。最もよく使用されるのはフラップが歯冠方向で外側に位置しており、断続縫合が必要とされる場合である。断続縫合では隣在歯に固定するか、あるいは歯に糸をまわして両方の乳頭を維持する〔図5.64〜5.69〕。

図5.64

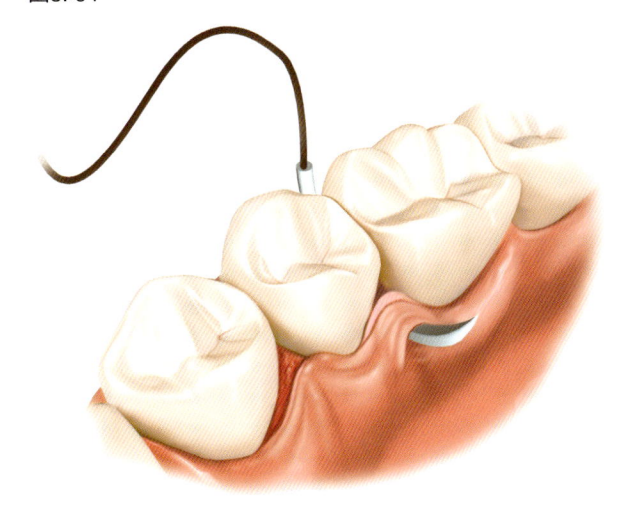

最初の手順。側方面観。単独の懸垂縫合のように歯に糸をかける。

頬側あるいは舌側のみでフラップが挙上されている。

図5.65

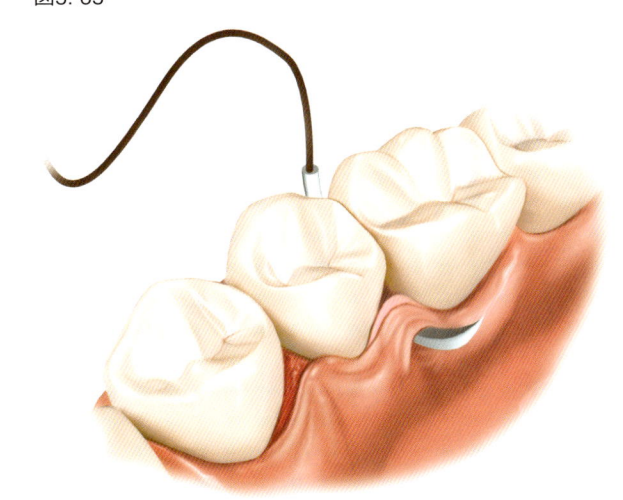

3／8サークルの逆角針を使用し、コンタクト・ポイントの下を通す。

3／8サークルの逆角針は最遠心の乳頭の遠心コンタクト・ポイントの下を通し、挙上されているフラップの内側で乳頭頂から3.0mm下がったところに針を入れる。

図5.66

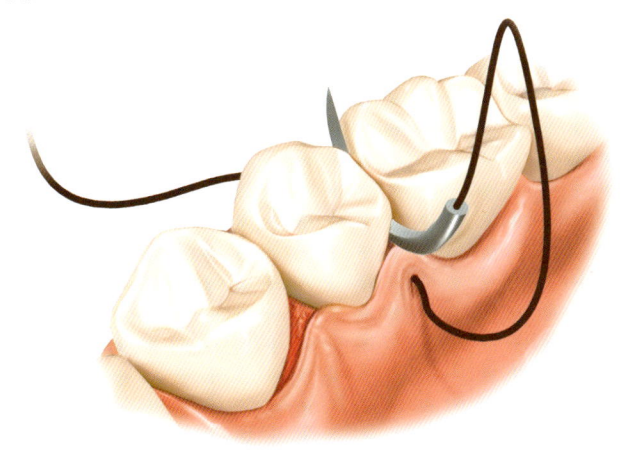

もう一度コンタクト・ポイントの下を通す。

縫合の術式

図5. 67

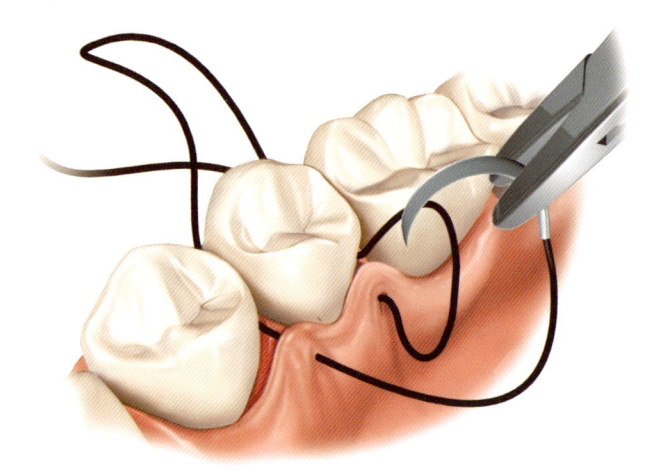

フラップを通過する針

次の近心コンタクト・ポイントの下を通り、挙上されているフラップの乳頭頂から3.0mm下がったところに針を入れる。

図5. 68

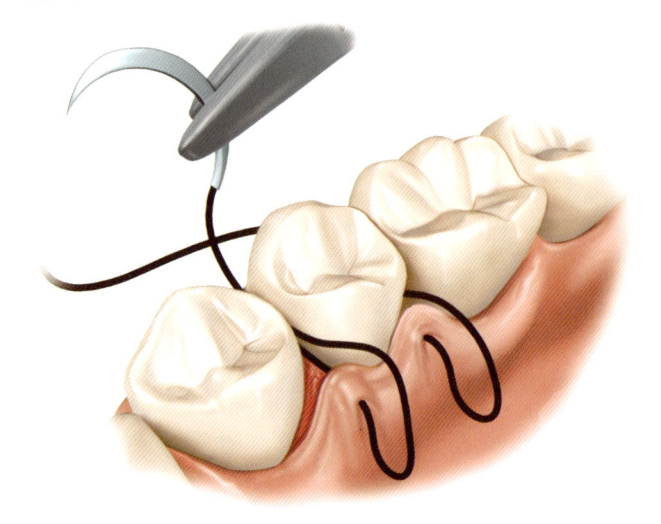

もう一度コンタクト・ポイントの下を通る。

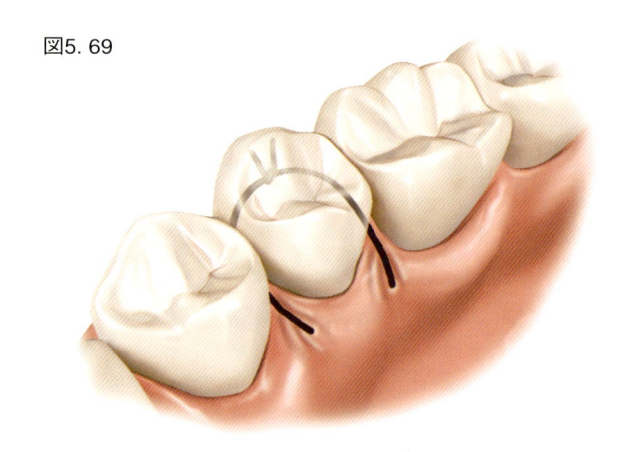

図5. 69

フラップが挙上されていない側で結紮する。

■ 個別の懸垂縫合（Independent sling suture）

以下の手順で行う。
1．フラップの一番端（最後端）の乳頭（頬側、舌側、口蓋側）にループを作る。
2．歯頸部をまわって次の歯間空隙を縫合する。
3．乳頭の上を通って外側の上皮に針を出す。あるいは乳頭下面の結合組織を通過してもよい。
4．ふたたび歯間空隙に針を通し、前方に進む。
5．これを順次、歯間空隙で繰り返しすべての乳頭を固定する。
6．フラップが片側のみであったり、あるいはそれぞれのフラップを個別に縫合する場合は、最後のループを使って結紮する。
7．歯に結紮する。他のフラップとは異なり、最後の歯間空隙の前に縫合糸を緩いループ状にして約1.0cm残しておく。
8．最後の乳頭を縫合し、歯間空隙を通して針を戻し、最後のループに結紮する。

■ 連続的な個別の懸垂縫合（Continuous independent sling suture）

　連続的な個別の懸垂縫合は頬側、あるいは舌側のフラップに3個以上の乳頭が含まれる場合に使用される術式である。垂直懸垂縫合法の延長とみなされ、以下の手順で行う。
1．遠心から開始し、断続縫合の結紮をして短いほうの糸を切る〔図5.70〕。
2．コンタクト・ポイントの下を通って反対側に針を出す（頬側から始めた場合は舌側に出す）。
3．歯に糸をループ状にまわす（舌側）〔図5.71〕。
4．次の歯間部のコンタクト・ポイントの下を通すが（頬側方向）、フラップに針を刺さない〔図5.72〕。
5．外側から針を入れる（頬側から骨に向って入れる）。
6．これを繰り返して歯間部をすべて縫合する。最後の縫合では針が反対のフラップ（舌側）に出てくる〔図5.73、5.74〕。
7．結紮する前にフラップの全長にわたって糸の張りを調節し、所定の位置にフラップを固定する。
8．最後のコンタクト・ポイントを通したときに、最後の歯のフラップ側に15.0～20.0mmの長さのループを作る〔図5.75〕。
9．このループを通常の糸の断端とみなし、持針器で通法にしたがって結紮する。粘膜骨膜フラップの反対側で結紮する〔図5.76、5.77〕。
10．結紮から2.0～3.0mm残して糸を切る〔図5.78〕。

図5.70

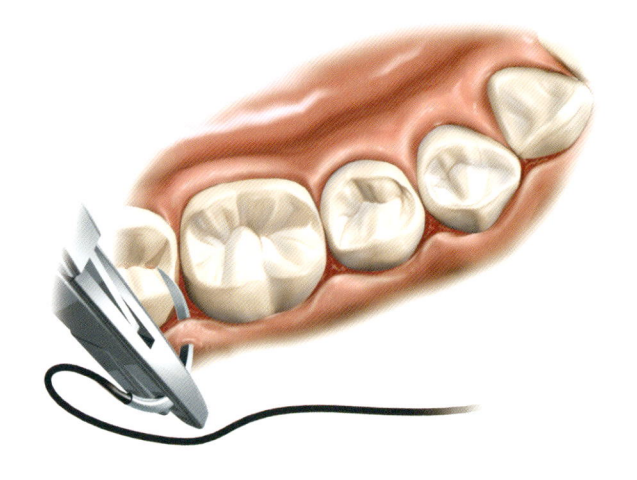

連続的な個別の懸垂縫合―最初の刺入部位

これは頬側のフラップを舌側フラップに結紮しないでフラップを合わせる縫合法である。歯やインプラントからフラップを骨に吊り下げるようにする。

図5.71

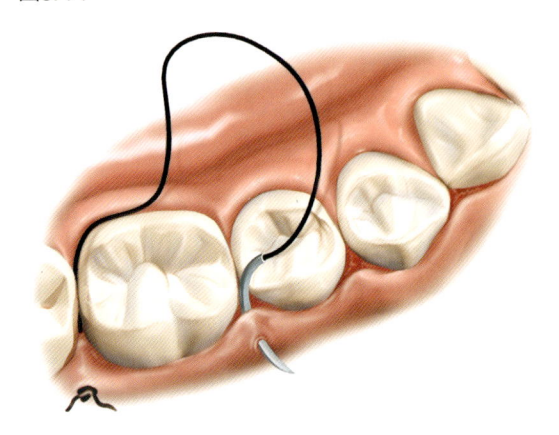

第2の手順―頬側フラップの内側から針を入れる。

最遠端には外科結びをして短いほうの糸を切る。針がついている長いほうの糸は、歯の舌側にまわして次の遠心のコンタクト・ポイントを通す。歯間乳頭の基底部の内側から針を入れる。

図5.72

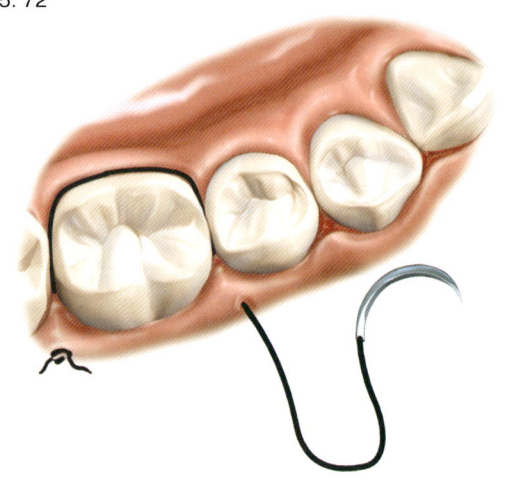

第3の手順―歯の舌側にループをまわす。

3/8 サークルの逆角針が歯間乳頭の外側に出てくる。縫合している歯の舌側にループができる。

図5.73

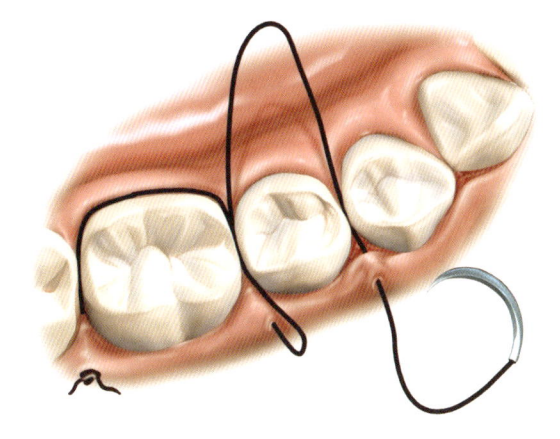

第4の手順―コンタクト・ポイントの下を通って歯間乳頭の内側から針がでる。

針はもう一度、同じコンタクト・ポイントを通り、次の遠心コンタクト・ポイントの下を通る。歯間乳頭の内側から針を入れ、外側に出す。縫合している歯の舌側にループができる。

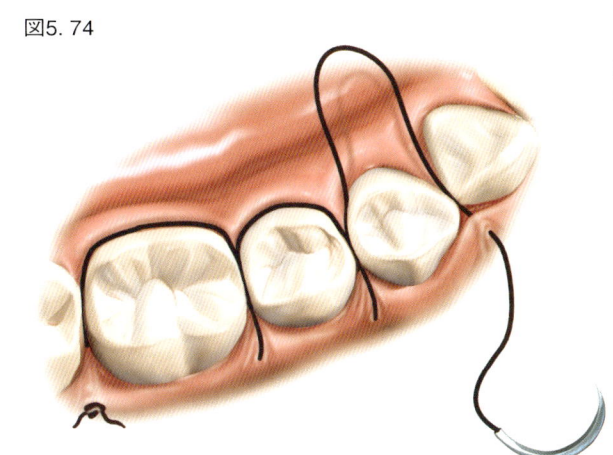

図5.74

歯の舌側に順次、ループを巻きつけていく。

ステップの3から5を繰り返して最後の歯まで縫合する。

図5.75

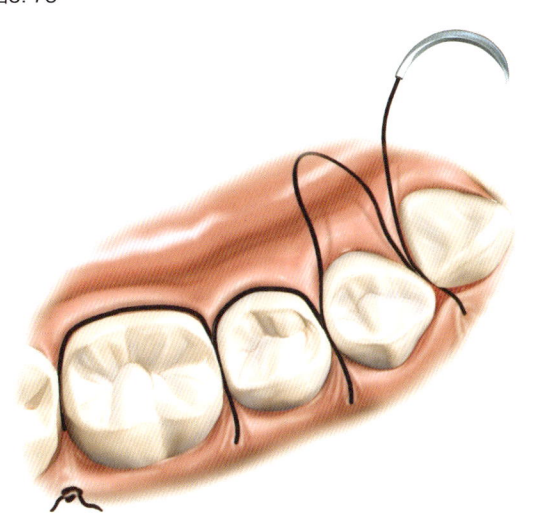

コンタクト・ポイントの下を通す。

最後の歯で大きなループを作り、この糸にたいして結紮する。

縫合の術式

67

図5.76

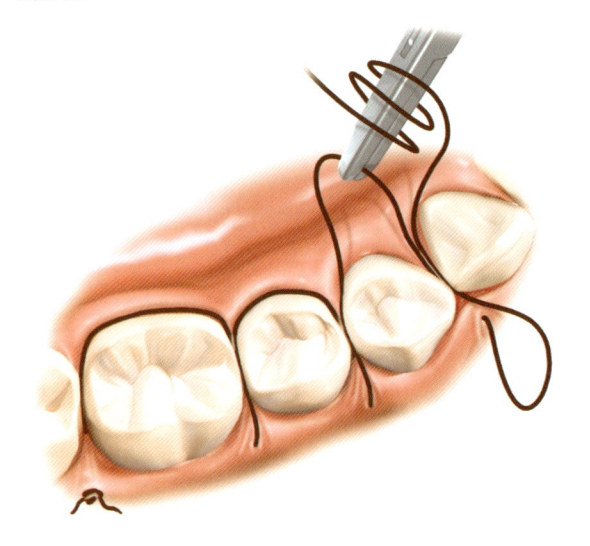

持針器で最後の歯のループを持つ。

持針器に針と糸を右まわり、あるいは左まわりに巻きつけてからループをつかむ。糸を巻き付ける方向は縫合糸の材料による。

図5.77

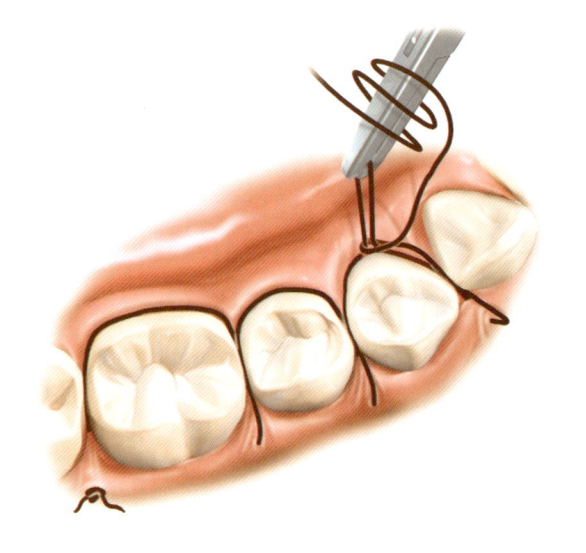

舌側で糸を締める。

縫合された最後の歯（最も近心の歯）の舌側でしっかり糸を締める。

図5.78

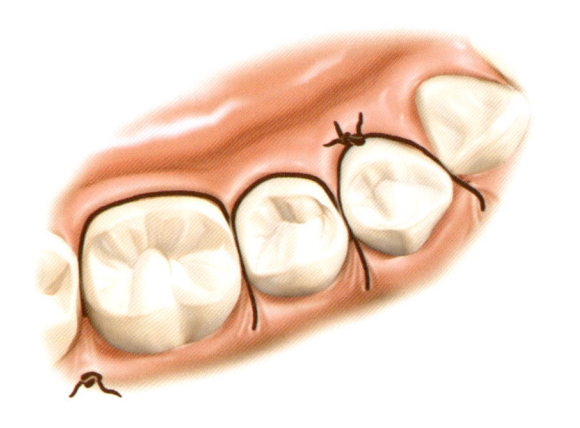

連続的な個別の懸垂縫合の完成

■ 十字縫合（Cross〔crisscross〕suture）

これはマットレス縫合の変法で、垂直ではなく水平にマットレス縫合を行う。Mucogingival surgery（歯肉歯槽粘膜形成術）で根面の被覆に特に有用な縫合法である。欠損部で頬舌側ともにフラップが形成されている場合は、頬側フラップの遠心頬側隅角から刺入し、同じ頬側フラップの近心頬側隅角から針を出す〔図5.79〕。同じ操作を舌側で行い、次に遠心頬側隅角に針を入れ近心頬側隅角から出す。結紮するとフラップの上に十文字ができる〔図5.80〕。抜歯後に抜歯窩を温存する場合に特に有用な術式である。

図5.79

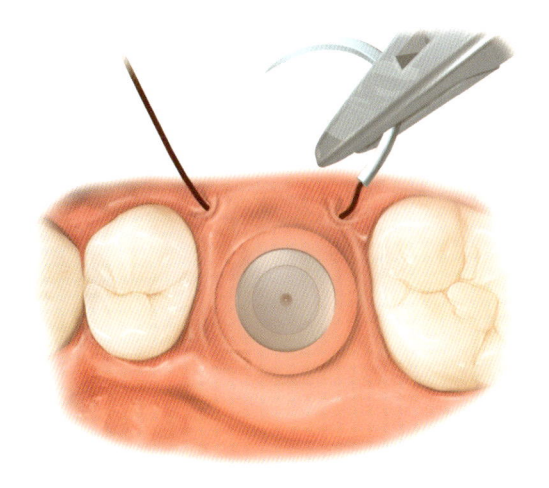

十字縫合―最初の刺入部位

欠損部に適用される縫合の手技である。3／8サークルの針を近心頬側隅角の歯肉・歯槽粘膜移行部に入れ、フラップの下を水平に移動し遠心頬側隅角から針をだす。舌側にも同様に行う。

図5.80

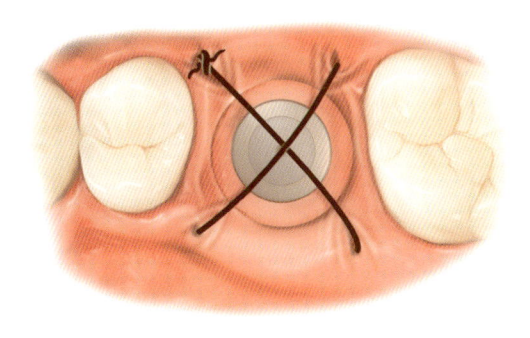

頬側で結紮すると十文字になる。

結紮すると縫合糸が術野の上で交差する。

6 外科結びのテクニック

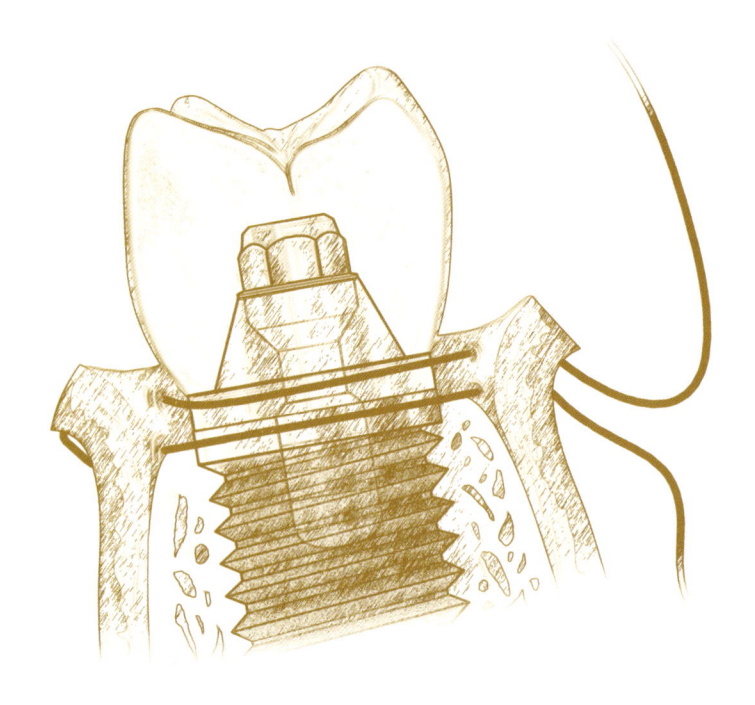

　外科結びの事典には、1400種類以上の手技が記載されているが、歯科ならびにインプラントの領域で口腔内の組織に適用される結紮法はその内のごく一部である。結紮の種類は縫合糸の材料、切開の位置と深さ、ならびに術後に手術創にかかる緊張の程度によって異なる。一般にマルチフィラメントの縫合糸はモノフィラメントの縫合糸よりも扱いやすく、また結紮しやすい。さらにプロレンの縫合糸はプロピレン系の縫合糸と異なりある程度引っ張られても切れることがない。合成材料の縫合糸はそれぞれ独自の結紮法が必要となる。

　しかし、結紮の安定性に最も影響するのは人的因子である。縫合糸それぞれの破損強度よりも、結紮の安定性のほうがはるかに多様であることが報告されている。さらに結紮にはかなりの個人差があり、また同じ術者であっても結紮に一貫性がないことも知られている。

結紮は丁寧に、ゆっくりと行うべき作業である。急いで結紮すると縫合糸が所定の位置に落ち着かないので注意を要する。結紮をするときは切開部にかかる緊張を考慮し、術後の浮腫を計算に入れておかねばならない。

■ 通常の結紮法についての考慮

結紮の方法は縫合の重要な一部である。縫合糸が上下に動くと(結紮をしているときに1本の糸がもう1本の糸の上を引くように動く)糸が弱くなり、次に糸をかける前に切れてしまうことがある。また、術後は縫合糸の緊張が高まり、動揺し、さらに引っ張り強度が低下するので糸が切れることがある。強固な結紮を確保するには、2本の糸を反対方向に同じ量、同じ力で引っ張らなければならない。

結紮の一般原則(すべての縫合糸に適用されるものである)。
1．完成された結紮は強固で、結び目がはずれてはいけない。
2．使用する縫合糸の材料にとって最も単純な結紮が、最も望ましい結紮法である。
3．結紮をした後の糸の端(みみ)をできるだけ短くし(2.0～3.0mm)、小さく結紮する。
4．外科用の器具で結紮するときは縫合糸や針を傷つけないように注意する。
5．あまり力をかけすぎると縫合糸が破損し、組織を切ってしまうので注意する。練習を積むと、より細いゲージの縫合材料を使用することができるようになる。
6．組織を閉鎖するための縫合ではあまりきつく結紮してはならない。組織が締め付けられて血行が阻害されるからである(寄せるのであって締めてはならない)。
7．巻いた糸が解けないように、最初のループを結んだ後で1本の糸は引っ張っておく。
8．最後に巻く糸はなるべく水平にする。
9．強固で平らな結紮をするために患者に対する縫合の位置を変えることもある。
10．1回余計に糸を巻いても結紮が強固になるわけではない。結紮が大きくなるだけである。

■ 縫合糸の結紮特性

　摩擦係数（モノフィラメントの縫合糸の場合）は結紮した後の結び目の解けやすさと関係するが、縫合糸では比較的低い。強固な結紮は摩擦が高い。丁寧に結紮しても、モノフィラメントのナイロン糸が解けてくることがある。太いモノフィラメントのナイロン糸は最も滑りやすい素材である。

　強固な結紮が必要とされる場合は合成材料のマルチフィラメント、あるいはブレード状の縫合糸を使用すべきである。マルチフィラメントの吸収性縫合糸（ポリグリコール酸）や非吸収性のもの（絹）は解けにくい。編んだり／捻った構造の糸は摩擦係数が高いからである。マルチフィラメントの縫合糸の結紮強度は、その糸の加工方法によって異なる（ブレード状や捻ったもの）。

1．結紮

　結紮の目的は縫合糸の両端をしっかりと、しかも組織を傷つけないように結ぶことである。結紮は縫合糸の摩擦で維持されており、縫合糸の材料によって結び方が異なる。フラップが滑ったり弛んだりしないようにしっかりと結紮するが、組織が変色するほどきつく結んではならない。血行が阻害され、フラップが壊死する原因となる。患者の舌を刺激しないために通常、フラップの頬側で結紮する。歯周外科では一般に3種類の結紮法を用いる。角結び（square knot）、引き結びまたはたて結び（"granny" knot）、ならびに外科結び（surgeon's knot）の3種類である。

結紮は3つの部分で構成されている。

1. 結ぶときにできるループ。
2. 結び目。何度か糸をからませてできるものである。1回ごとに2本の糸が織り合わされる〔図6.1〕。
3. みみ。縫合糸を切ったところ〔図6.2〕。

図6.1

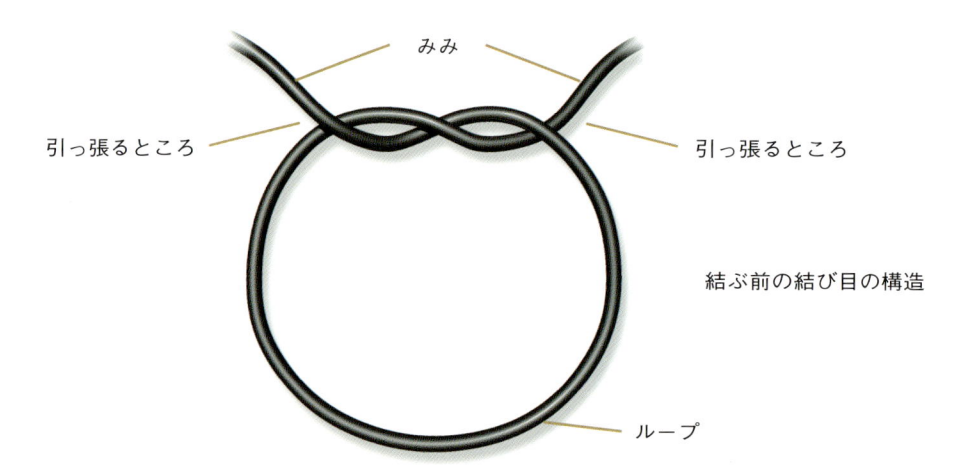

図6.2

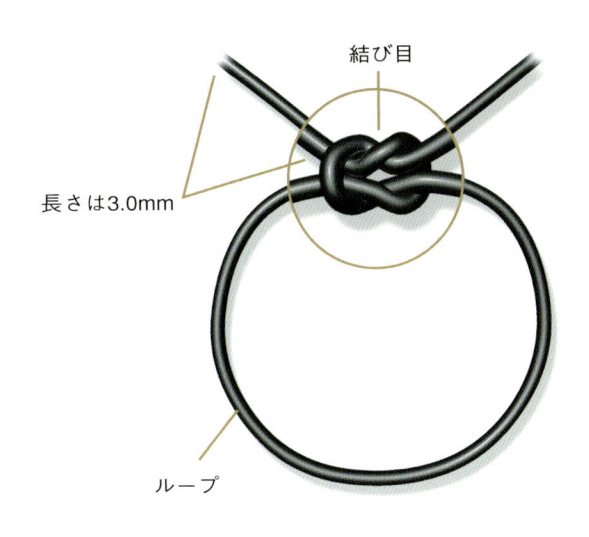

長さは3.0mm

結び目

結び目の構造—結紮の完了

ループ

1）角結び

簡単な結紮で、ひとつ結びを2つ重ねるが、それぞれが反対方向に向いている。最初のひとつ結びは持針器のあごの上にループをまわして縫合糸の端をつまみ、引っ張ってフラップに結紮する。2番目のひとつ結びは持針器のあごの下にループを作り、縫合糸の端をつまんで糸の両端を引く〔図6.3、6.4〕。

図6.3

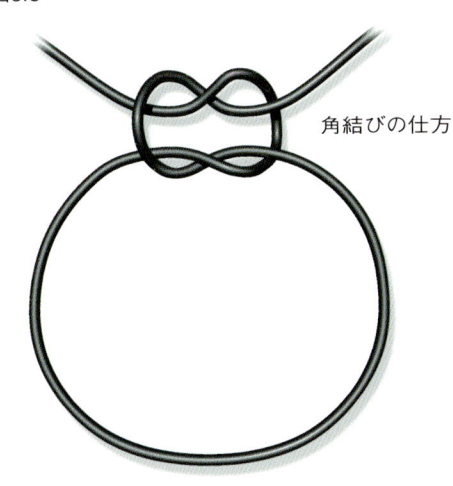

角結びの仕方

ひとつ結びを反対方向に2回繰り返す結紮法。たとえば最初は持針器のあごの上にループを作り、2回目はあごの下にループを作る。

図6.4

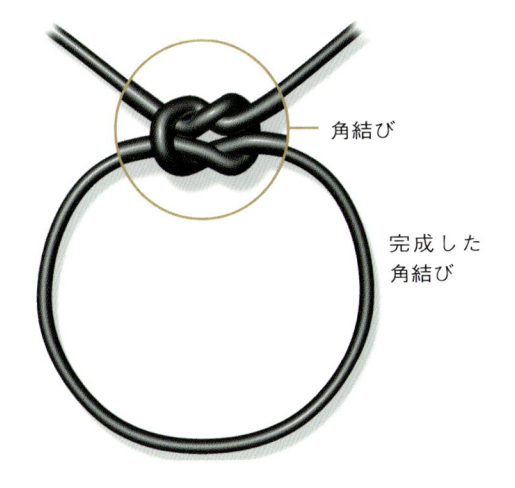

角結び

完成した角結び

簡単な結紮であるが、合成材料やモノフィラメントの縫合糸では弛むことがある。

外科結びのテクニック

73

2）引き結び

　これは極めて有用な結紮法で、たて結び（"granny" knot）とも呼ばれている。角結びの変法で、ひとつ結びを2回行うが、同じ方向に結ぶ。最初のひとつ結びは持針器の上にループを作り、縫合糸の端をつまんでしっかりと引っ張る。2番目のひとつ結びも同様に行う。すなわち、もう一度持針器の上にループを作る。一度結紮してから、さらにつよく締めることができる。所定の強度で結紮したら、もう1回ひとつ結びをして固定する。最後のひとつ結びは最初の2つとは逆の方向に結ぶ〔図6.5、6.6〕。

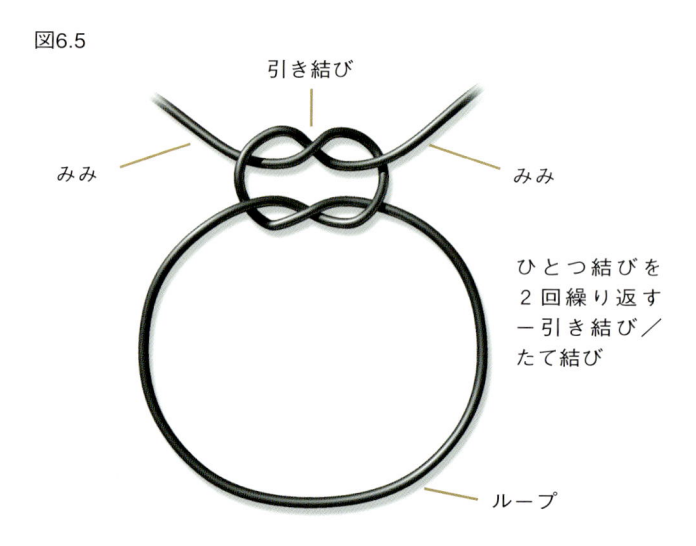

図6.5

みみ　　引き結び　　みみ

ひとつ結びを2回繰り返す－引き結び／たて結び

ループ

ひとつ結びを2回繰り返すので角結びに似ているが、引き結びでは同じ方向に2回繰り返す。最初のひとつ結びで持針器のあごの上にループを作り、糸を締める。つぎのひとつ結びも同様にあごの上にループを作り、締める。

図6.6

この結紮法の利点は2回目のひとつ結びの後で、さらにもう1回ひとつ結びをして、結紮を固定することができることである。最後のひとつ結びは逆の方向に結ぶ。

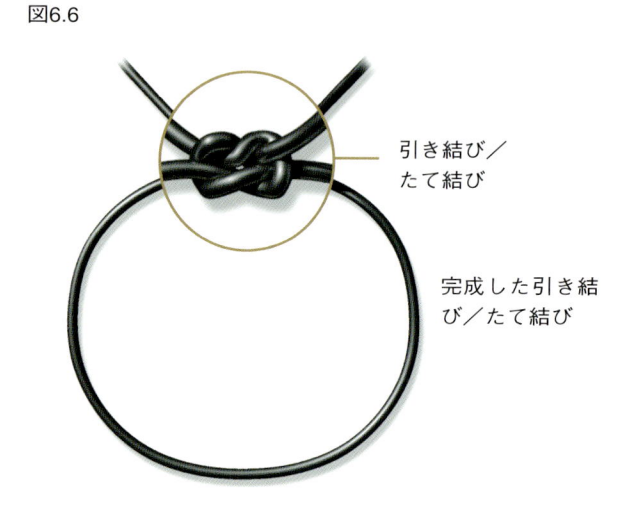

引き結び／たて結び

完成した引き結び／たて結び

3）外科結び

　外科結びはインプラント外科で最も一般的な結紮法で、角結びの変法である。ひとつ結びを逆の方向に2回繰り返すが、最初のひとつ結びは二重のひとつ結びで、2回目は通常の一重のひとつ結びである。最初のひとつ結びを二重にすることで、滑りや弛みが回避され、特に筋肉の引っ張りが強いフラップには有用な結紮法である〔図6.7、6.8〕。

図6.7

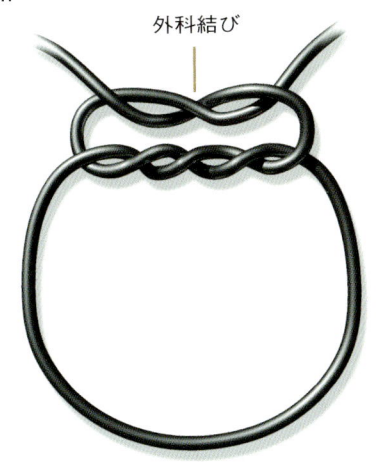

外科結び

ひとつ結びを二重にした外科結び

ブレード状に編んだ縫合糸（天然素材、合成素材）に主として使用される結紮法である。最初のひとつ結びが二重になっているので角結びの変法とみなされる。持針器のあごの上でループを2つ作って締める。2番目のひとつ結びは持針器のあごの下にループを作り、最初のひとつ結びとは逆の方向に締める。

図6.8

完成した外科結び

これはマットレス縫合で使用される最も標準的な結紮法である。注意；天然、あるいは合成の吸収性縫合糸を使用する場合には、外科結びの上にさらにもう1回ひとつ結びを追加し、結び目が解けないようにする。

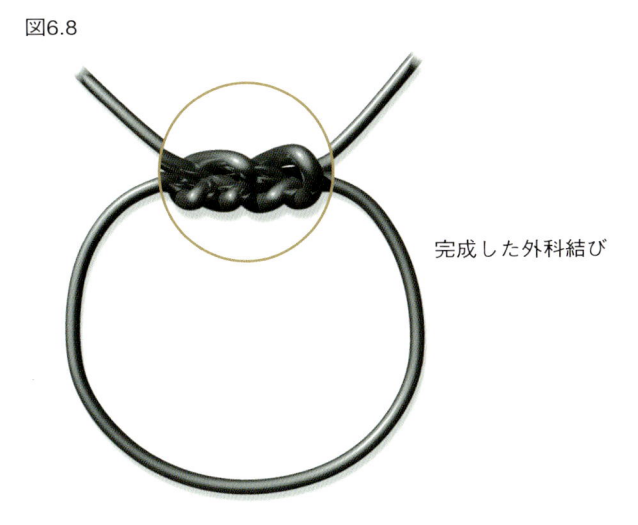

　絹糸は摩擦抵抗が優れているので、ひとつ結びを2回繰り返すだけでよい。しかし新しい合成材料は非常に滑りやすく、弛みに対する摩擦抵抗が劣る。したがって、ひとつ結びを追加して弛まないように注意する。

7 抜糸

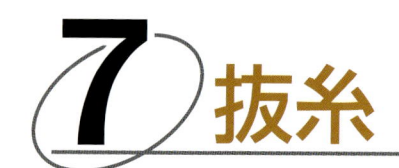

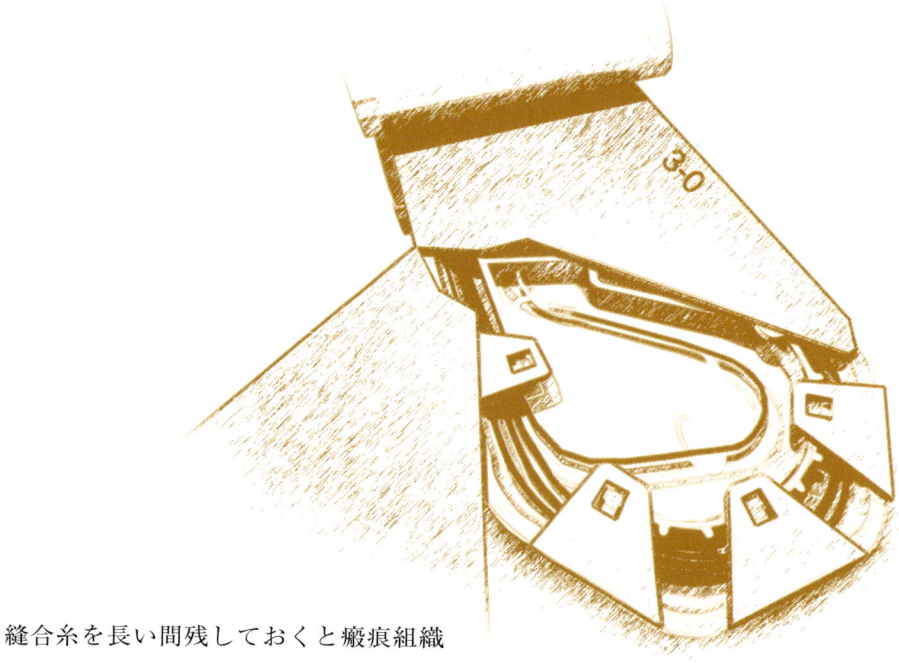

　縫合糸を長い間残しておくと瘢痕組織ができる。手術創に十分な引っ張り強度がみとめられたら抜糸をしても安全である。通常、術後7〜10日目に来院する。口腔外の縫合ではこれより早く抜糸してもよいが、皮膚を閉鎖するテープなどで創をふさいでおく。

■ 抜糸のテクニック

　過酸化水素水の希釈液あるいはクロロヘキシジンのような口腔の消毒薬で創を消毒し、血餅や血清などを取り除く。ピンセットで結紮を組織から持ち上げる。縫合糸はできるだけ組織の近くで切り、"汚れた縫合糸"が手術創の中を通らないようにする〔図7.1〕。連続縫合を抜糸するときは、1つずつ切り離して別々に糸を抜く。

図7.1

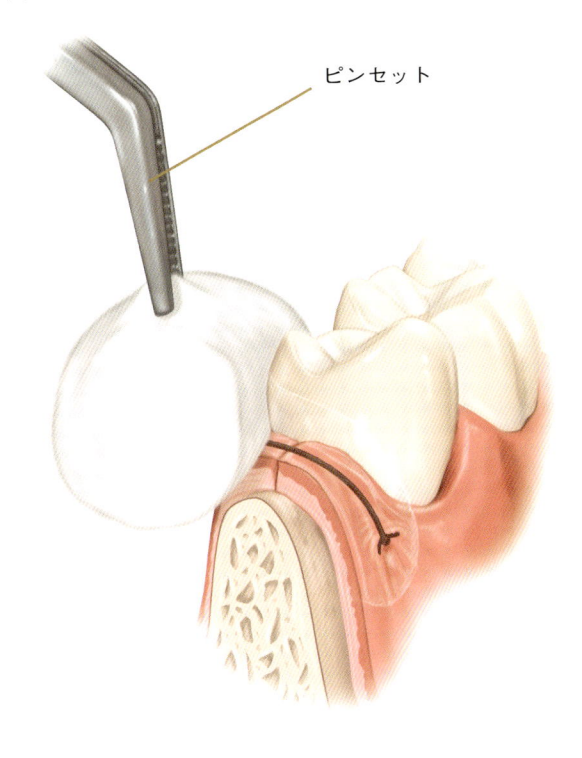

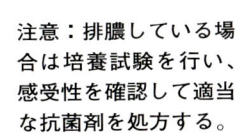

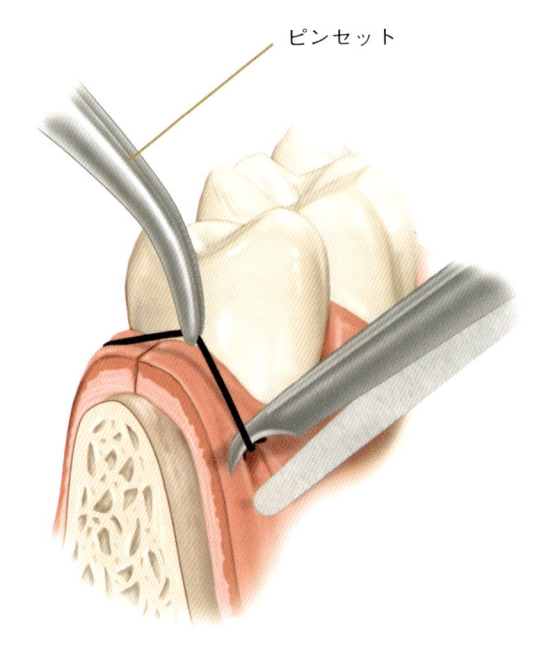

ピンセット

ピンセット

注意：排膿している場合は培養試験を行い、感受性を確認して適当な抗菌剤を処方する。

組織の近くでハサミで縫合糸を切る。

抜糸

Continuing Education（CE）練習問題※

1．正しい答えに×をつける（正解は1つ一訳者注）。
2．回答用紙をMontage Corporation, CE Departmentに郵送する。CEの単位として登録される。
　この多項選択式の問題はLee H. Silverstein, DDS, MS.の"デンタル スーチャリング"から出題されるものである。

学習目的
　このマニュアルは歯科の縫合の基礎を解説したもので、縫合術式の概略、各縫合針と縫合糸の適用、縫合器具の選択について述べたものである。本書とこの練習問題は以下の内容の学習を目的とする。
- ■ 縫合と組織の操作に使用される器具についての理解
- ■ 縫合針と縫合糸の種類、サイズ、適用についての理解
- ■ 各縫合のテクニックと結紮の臨床的な適用についての理解

　免責事項：以下のCE練習問題を終了したことは本書に解説されている手技の臨床的な能力を保証するものではない。

1．縫合糸の目的についての間違った記述を指摘せよ。
　A．血管を結紮する。
　B．フラップの辺縁を寄せる
　C．歯周フラップの位置を定め、固定する
　D．組織を引き寄せる。

2．正しい縫合によって回避される問題とは何か。
　A．創の一次治癒
　B．不適正な止血
　C．フラップと骨の早期結合
　D．骨喪失

3．不十分な縫合ではフラップをきちんと接合することができない。したがって以下の現象が起こるが、間違いを指摘せよ。
　A．手術部位の知覚麻痺
　B．フラップの壊死
　C．歯槽骨の露出
　D．二次治癒

4．縫合糸を2種類に分類せよ。
　A．天然素材と非天然素材
　B．硬い糸と軟らかい糸
　C．吸収性と非吸収性
　D．親水性と疎水性

5．ブレード状（三つ編み状）の絹の縫合糸が広く使用されている理由は何か。
　A．非吸収性である
　B．結紮の安定がよい
　C．バクテリアや体液の侵入を防ぐ
　D．伸展性が低い

6．以下の中から吸収性の縫合糸を選択せよ。
　A．ポリエステル"カラー"ブレード
　B．Polytetrafluoroethylene（PTFE）
　C．絹
　D．ポリグリコール酸

7．合成材料の吸収性縫合糸の主な特長は何か。
　A．疎水性である
　B．親水性である
　C．21日以内に吸収される
　D．吸収に90日以上かかる

8．以下の中から天然素材の吸収性縫合糸を選択せよ。
　A．外科用ガット
　B．絹
　C．ポリグリコール酸
　D．Poliglecaprone 25

※注意：アメリカの生涯研修プログラムですので日本では適用されません。
　あくまでも本書の内容の理解を深めるための練習問題としてご利用ください。

9．以下の中から合成素材の吸収性縫合糸を選べ。
   A．絹
   B．外科用絹糸
   C．Poliglecaprone
   D．PTFE（Polytetrafluoroethylene）

10．天然素材の吸収性縫合糸が禁忌とされない病変は何か。
   A．胃潰瘍
   B．心窩部の逆流性過食症
   C．シェーグレン症候群
   D．食道炎

11．合成素材の吸収性縫合糸の特長についての間違いを指摘せよ。
   A．柔軟性が高い
   B．引っ張り強度が中等度から高度である
   C．吸収の速度が遅い
   D．疎水性である

12．縫合糸のサイズは1-0から10-0まである。縫合糸のサイズによる特性を最も的確に表現している記述を選べ。
   A．歯科で一般に使用される縫合糸は1-0から3-0である
   B．歯科で一般に使用される縫合糸は6-0から10-0である
   C．1-0から4-0の縫合糸は6-0から10-0よりも引っ張り強度が強い
   D．6-0から10-0の縫合糸は1-0から4-0よりも引っ張り強度が強い

13．縫合には2つの基本的なルールがある。1：フラップを接合するに足る最小サイズの縫合糸を使用する。2：ただし縫合糸の引っ張り強度は縫合する組織の引っ張り強度よりも強くなくてはいけない。
   A．いづれも正しい
   B．1は正しいが2は間違いである
   C．1は間違いで2は正しい
   D．いずれも間違いである

14．歯科で使用される縫合針についての正しい記述を選択せよ。
   A．縫合糸は針のスエージ部分（press fit）に恒久的に固定されている
   B．針のスエージ部分（press fit）に通すようになっている
   C．針穴に縫合糸が恒久的に結びつけられている
   D．針穴に縫合糸を通すようになっている

15．軟組織の自家移植片を狭い部位で縫合するときに使用される縫合糸はどれか。
   A．太いゲージの3／8サークル
   B．太いゲージの1／2サークル
   C．細いゲージの3／8サークル
   D．細いゲージの1／2サークル

16．逆角針について間違った記述を指摘せよ。
   A．組織を"切り取る"危険が少ない
   B．組織を"切り取る"危険が高い
   C．硬くて刺入が困難な組織に使用される
   D．繊細な組織に使用される

17．逆角針と通常の角針との主な違いは何か。
   A．逆角針には相対して刃先が2つあるが、通常の角針には刃先が3つある
   B．通常の角針には相対して刃先が2つあるが、逆角針には刃先が3つある
   C．逆角針は針の外側の湾曲にそって刃先があり、通常の角針は針の外側の湾曲にそって刃先がついている
   D．逆角針は針の内側の湾曲にそって刃先があり、通常の角針は針の外側の湾曲にそって刃先がついている

18．1／2サークルと3／8サークルの縫合針の主な違いを指摘せよ。
   A．1／2サークルは大体が逆角針で、3／8サークルは大体が通常の角針である
   B．1／2サークルは大体が通常の角針で、3／8サークルは大体が逆角針である
   C．1／2サークルの針先はテーパーしておらず繊細なものではないが、3／8サークルの針先はテーパー状で繊細な針先になっている
   D．1／2サークルの針先はテーパー状で繊細な針先であるが、3／8サークルの針先はテーパーしておらず繊細な針先ではない

19．外科用ガットが合成素材の吸収性縫合糸よりも適用となる場合を指摘せよ。
   A．急速な吸収が必要な場合
   B．緩慢な吸収が必要な場合
   C．組織の反応が問題になる場合
   D．心窩部の逆流性過食症の既往がある患者

20. 縫合で止血鉗子を使用してはならない場合を指摘せよ。
    A. 小さな物をつまんだり取り除く
    B. 血管を挟む
    C. 縫合針をつまむ
    D. 外科用のスポンジを把持する

21. 以下の記述のうちで間違いはどれか。
    A. 縫合針の先端から4.0mmのところを持針器のあごで把持する
    B. 持針器で針のスエージ部分や針先をつまんではならない
    C. 持針器はスエージ部分から1／2から1／3離れたところで縫合糸をつまむ
    D. 持針器で組織を貫通した縫合針を引くときは、針先からできるだけ離れたところを持つ

22. 縫合における重要な注意点は何か。
    A. 縫合するときは付着組織にまず針を通し、次に非付着組織に挿入する
    B. 縫合するときは縫合針を使って組織をつないだり、寄せてもかまわない
    C. 縫合糸を切るときは端から2.0〜3.0mm残して切る。
    D. 縫合糸を切るときは持針器で結紮のすぐ下の縫合糸をつまんで切る

23. 骨膜の縫合術では、骨膜を挙上したり損傷したりしないように以下の点に留意するが、間違いを指摘せよ。
    A. 短い距離を骨面にそって針をすべらせる
    B. 骨に対して針を回転させる
    C. 組織から針を出すときは上から押さえる
    D. 組織に針を入れるときは骨面に対して直角にならないように入れる

24. 連続縫合が適用となる場合を指摘せよ（複数回答）。
    A. 頬側のフラップと舌側のフラップを別々に縫合する
    B. 頬側と舌側でともにフラップが挙上されている
    C. 頬側と舌側でフラップを固定する位置が異なる
    D. 非常に狭い部位でのフラップ術

24. 以下の記述で間違った記述はどれか。
    A. どんな結紮でも解ける可能性があるので、縫合糸の種類によって結紮法を変えなくてもよい
    B. 結紮の方法は使用する縫合糸によって異なる
    C. ほとんどの吸収性縫合糸は引き結び（たて結び）にする
    D. ほとんどのポリエステルの非吸収性縫合糸は外科結びにする

26. 以下の記述で正しいものを選択せよ。
    A. 縫合糸を1回余分に巻き付けると外科結びが強化される
    B. 外科結びはかならず舌側におくべきである
    C. フラップの辺縁を接合する場合には、フラップが青白く変色するほど糸を強く引いてはならない
    D. 結紮で最後に巻きつける糸はなるべく垂直に巻きつける

27. 抜糸についての間違った記述を選択せよ。
    A. 縫合糸を長い間残しておくと瘢痕組織ができやすい
    B. 縫合糸にプラークや食物残渣が残っている場合は過酸化水素水の希釈液あるいは口腔用の消毒液でふき取る
    C. 縫合糸を切る目的は手術創がふたたび開口するのを防ぐためである
    D. 連続縫合を抜糸する場合は1ヶ所ごとに糸をきり個別に抜糸する

28. 強固な結紮が特に必要な場合はどの縫合糸を使用すべきか。
    A. 合成素材でマルチフィラメントあるいはブレード状に編んだ縫合糸
    B. モノフィラメントのナイロン縫合糸
    C. プレーン・ガット
    D. Polytetrafluoroethylene (PTFE) の縫合糸

29. 連続縫合でフラップを歯冠側あるいは歯根側に安定させる要因は何か。
    A. フラップの最遠心、あるいは最近心で結紮する
    B. 結紮の強度
    C. 縫合される欠損部の長さ
    D. 1枚のフラップに含まれる歯間空隙の数